難病患者の恋愛・結婚・出産・子育て

若年性パーキンソン病を生きる患者と家族の物語

秋山 智〔編著〕

あっぷる出版社

はじめに

我が国では、昭和40年代、スモン（SMON：subacute myelo-optico-neuropathy）という病気が契機となって、「難病」という言葉が使われるようになりました。平成26年5月に持続可能な社会保障制度の確立を図るための新しい法律として「難病の患者に対する医療等に関する法律（いわゆる難病法）」が成立しましたが、その中で難病の定義としては、①発病の機構が明らかでなく、②治療方法が確立していない、③希少な疾患であって、④長期の療養を必要とするもの、という4つの条件を満たしているものとされています。そして難病の中で医療費の助成が適応される疾患をとくに指定難病（従来は特定疾患といわれていた）と呼び、指定難病にはさらに、⑤患者数が本邦において一定の人数（人口の約０・１％程度）に達しないこと、⑥客観的な診断基準が成立していること、という2条件が加わります。

指定難病として、第1次実施分の１１０疾病、第2次実施分１９６疾病あわせて、現在合計３０６疾病が対象になっており、平成27年から医療費助成が開始されています。この指定難病についてはさらに検討が重ねられており、平成29年4月には３３０程度に増える予定です。しかし難病は、指定難病に認定されないものを含めると数百ともそれ以上ともいわれています。まだまだ世の中に知られていない難病も数多くあり、非常に幅広い疾患が含まれます。

そして、一口に難病といっても、様々なグループに分けることもできます。例えば、全身性エリテマトーデス（ＳＬＥ）を代表とする膠原病系の難病、パーキンソン病（ＰＤ）や筋萎縮性側索硬化症（ＡＬＳ）を代表とする神経系の難病、潰瘍性大腸炎（ＵＣ）を代表とする内部臓器系の難病など、それぞれに特徴があります。

また、難病の好発年齢は疾患により様々ですが、中には比較的若い世代から発症する難病も多くあります。例えば、先述の全身性エリテマトーデスは特に若い女性に多く発症することで知られていますし、多発性硬化症（ＭＳ）や重症筋無力症（ＭＧ）、クローン病なども、若い世代にも多い疾患です。

若い患者さんには、人生設計上の様々な問題が生じます。学校生活や就職のことはもちろん、就業中の問題、そして恋愛や結婚、あるいは妊娠や出産のこと、家庭生活や経済上の問題など、まさに今後の人生に直結する様々な問題です。中には、病気によって就職や結婚を諦めてしまう人もいるかもしれません。特に若い女性患者さんにとっての結婚や出産は、非常に大きな悩みだと思います。

本書では、若い女性の難病患者さんの恋愛や結婚、出産、そして育児にテーマを絞ります。本書を読むと、決してそれらを諦める必要はないことがわかります。

難病といっても多くの病気がありますが、本書では、代表的な神経難病であるパーキンソン病に焦点を当てて、紹介していきます。「え、パーキンソン病？　それはお年寄りの病気じゃないですか！」と思う人も多いかもしれません。

確かにパーキンソン病は、ほとんどの人は中高年以降に発症し、高齢社会の進んだ現在、患者層としては圧倒的に高齢者が多くなります。全国の患者数が15万とも20万ともいわれるくらい、難病としては数が多く、一般にも比較的有名な疾患です。しかし、この疾患の中に、20代や30代で発症する人もいることは世間にはあまり知られていません。定義として、40歳未満で発症した場合を「若年性パーキンソン病」というのですが、極端な例では10歳前後で発症する人もいます。人数は少ないですが、「若年性パーキンソン病」の人がこの病気全体の５％程度はいることをまずは知っていただきたいと思います。

この病気の若い患者さんには、高齢者とは違っていろいろな問題が生じます。例えば、発病・診断の頃の大きなショック、病いを隠して仕事をすることの大変さ、退職や転職の苦悩、結婚や出産のこと、子育てや家庭でのこと、遺伝のこと、治療や薬のこと、などなどです。

私が、この病気の若い患者さんたちと関わりはじめて、約14年になります。その間、全国の多くの患者さんに直接生活の様子などについてお話を伺ってきました。今でも、毎年50名くらいの患者さんにお話を伺い続けています。

そんな中で、本書では、特に「恋愛・結婚・出産・子育て」にテーマを絞って、その現状について紹介することにしました。パーキンソン病の患者さんが「恋愛・結婚・出産・子育て」などをしていることについて、驚く人もいるかも知れません。しかし、そういうことを経験している若い患者さんが、実はそれなりにいらっしゃるのです。

私が、若い患者さんたちと関わるようになって14年、これだけの年月が経つと、最初の頃にお会いした人のお子さんがすっかり大きくなり、社会人になって巣立っていく姿を目の当たりにしたり、この間に新たにお子さんを出産したりと、さまざま家族の軌跡を直接見てきました。もちろん、いま現在、結婚前の恋愛期間にある人もいますし、新たに結婚された人もいます。逆に、中には離婚した人や堕胎した人、あるいは子供を産まないと決心した人もいます。家庭不和に悩んでいる人もいますし、皆が皆、必ずしもいま現在を幸せに暮らしている人ばかりではありません。

ただ、いずれにしても、たとえ難病患者であっても、人間として当たり前に、恋愛や結婚、そして出産や子育てをしている事実があるのだということを読者の皆さんにわかってほしいと思ったのです。

そこで、本書では、当事者たる若い女性患者さんたちに、ご自分の体験を手記として書いていただきました。さらに、「恋愛・結婚・出産・子育て」というからには当然相手がいることです。そこで、何人かの夫や成長したお子さんたちにも、妻、あるいは母親に対する思いについて書いて頂きました。当事者の患者さんそれぞれの思いはもちろん、夫の深い愛情や子どもたちの思いが、きっと伝わってくると思います。本書は、いわば「家族の物語」でもあります。

それぞれの患者さんの状況・思いについては、本編の手記をじっくりとお読みください。これらの手記を書いていただいたのは、２０１６年1月から10月までの間です。出版までに多少タイムラグがありますので、その後すこし状況が変わった人もいるかもしれませんが、皆さんのその時点での精一杯の思いが込められています。本書を読んで、読者の皆さんにご自身の家族の有《あ》り様《よう》を考えていただくと共に、少しでも生きる勇気と感動を与えられたら嬉しく思いますし、そう思いながら、編集いたしました。

本書を手にする方は、パーキンソン病に何かしらの形で関わりのある方が多いと思います。おそらくは、この病気の当事者やご家族の方、または、病院や施設などで看護や介護に当たる専門職の方、あるいは、他のいろいろな難病の方も手にとって下さっているかもしれません。しかし、もしそうでない一般の方にもお読みいただけているとしたら、それは望外の喜びです。本書には、一般の人にも多くの感動と勇気を与える患者さんたちの手記が、ぎっしりと詰まっています。

編著者　秋山智

　本章に入る前に、まずは、西本愛さんの漫画を紹介します。西本さんの体験を元に、弟さんが描いたものです。西本さんの寄稿文は、第１章の最後に掲載していますので、この漫画と合わせてお読みください。

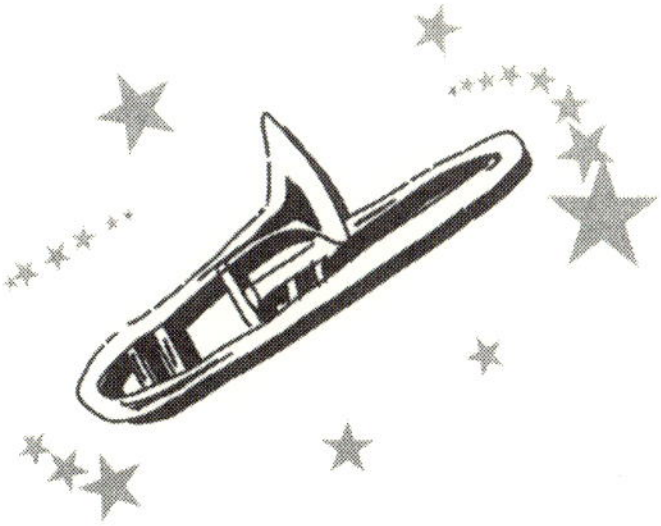

倖《しあわ》せな日々《ひび》

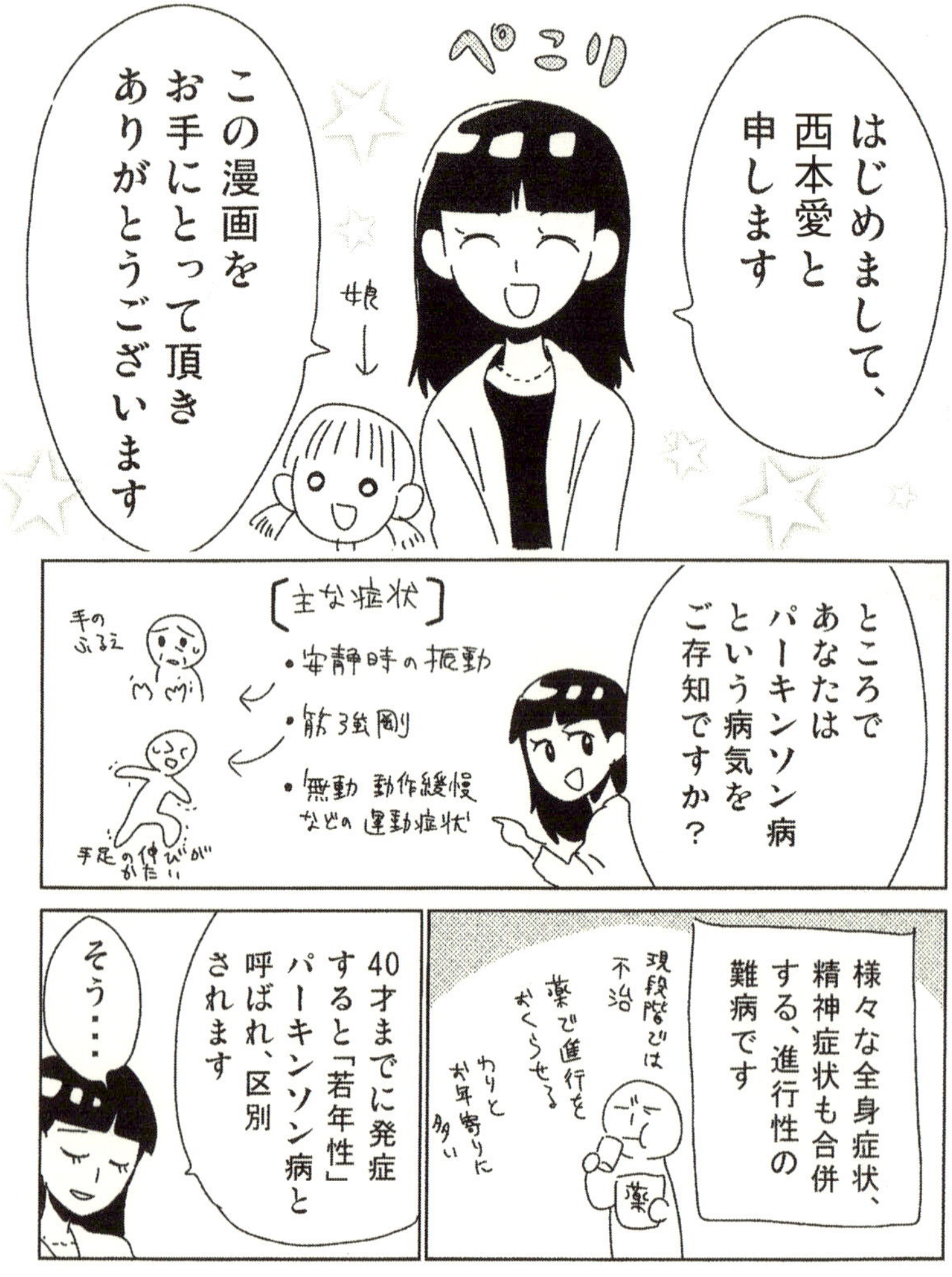

はじめまして、西本愛と申します
ぺこり
娘
この漫画をお手にとって頂きありがとうございます
ところであなたはパーキンソン病という病気をご存知ですか？
［主な症状］
・安静時の振動
・筋強剛
・無動 動作緩慢などの運動症状
手のふるえ
手足の伸びがかたい
様々な全身症状、精神症状も合併する、進行性の難病です
現段階では不治
薬で進行をおくらせる
わりとお年寄りに多い
薬
40才までに発症すると「若年性」パーキンソン病と呼ばれ、区別されます
そう…

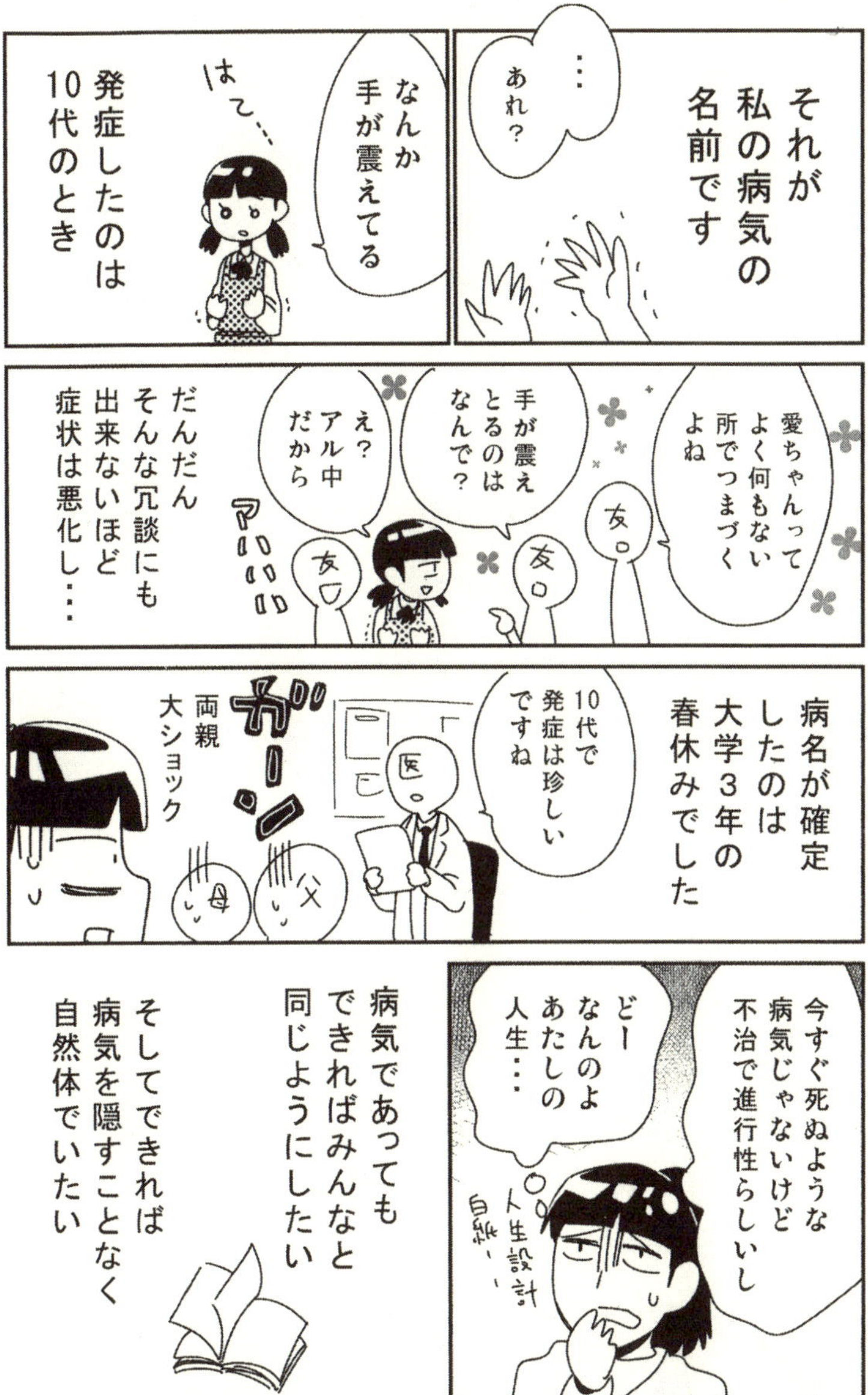

それが私の病気の名前です
…あれ？
なんか手が震えてる
はて…
発症したのは10代のとき
愛ちゃんってよく何もない所でつまづくよね
手が震えとるのはなんで？
え？アル中だから
アハハハ
友
友
友
だんだんそんな冗談にも出来ないほど症状は悪化し…
病名が確定したのは大学3年の春休みでした
10代で発症は珍しいですね
医
ガーン
両親大ショック
父
母
今すぐ死ぬような病気じゃないけど不治で進行性らしいし
どーなんのよあたしの人生…
人生設計白紙…
病気であってもできればみんなと同じようにしたい
そしてできれば病気を隠すことなく自然体でいたい

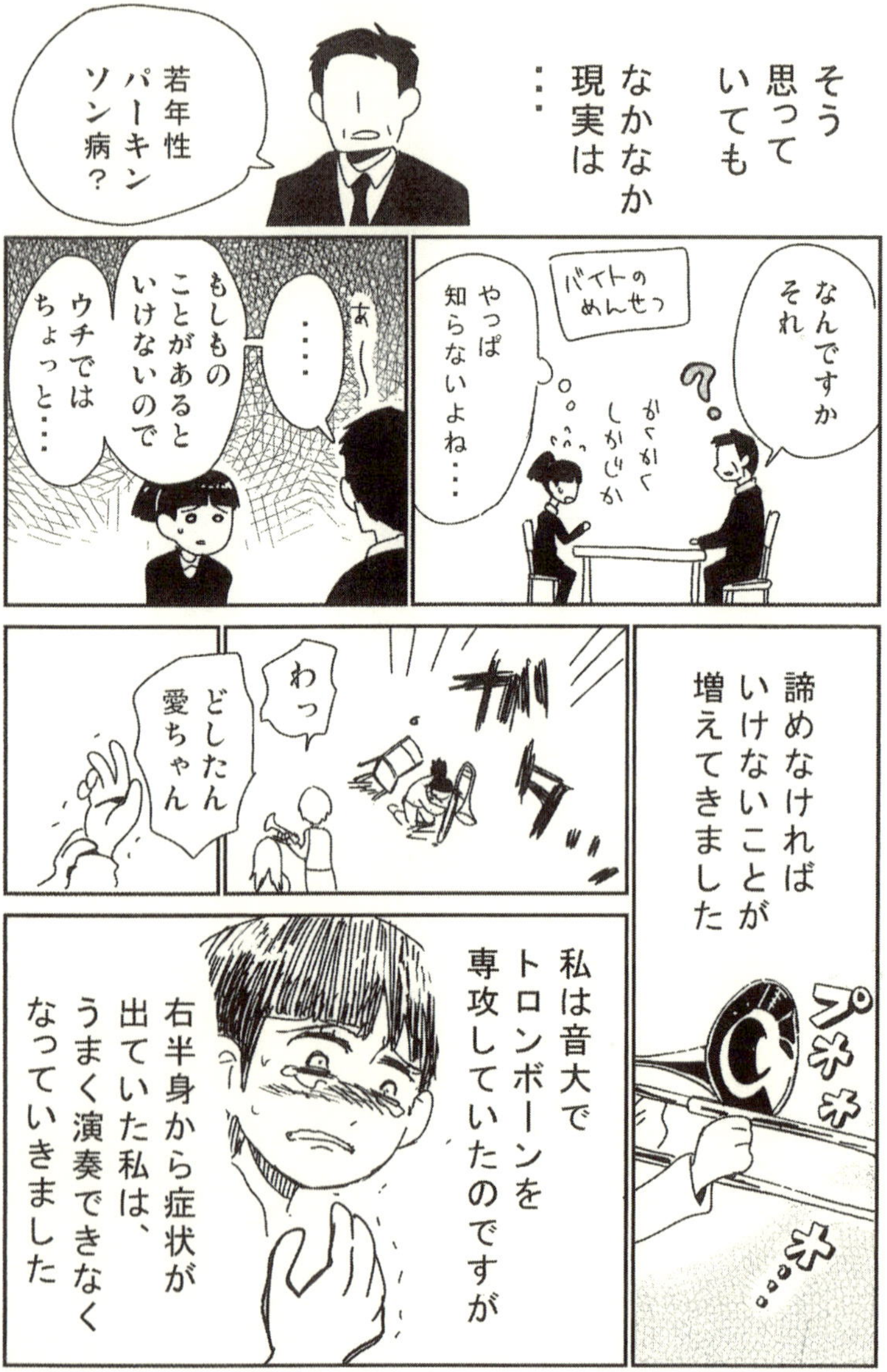
そう思っていてもなかなか現実は・・・
若年性パーキンソン病？
なんですかそれ
？
かくかくしかじか
バイトのめんせつ
やっぱ知らないよね・・・
あ
・・・・
もしものことがあるといけないのでウチではちょっと・・・
諦めなければいけないことが増えてきました
ガタッ
わっ
どしたん愛ちゃん
プオオオ・・・
私は音大でトロンボーンを専攻していたのですが
右半身から症状が出ていた私は、うまく演奏できなくなっていきました

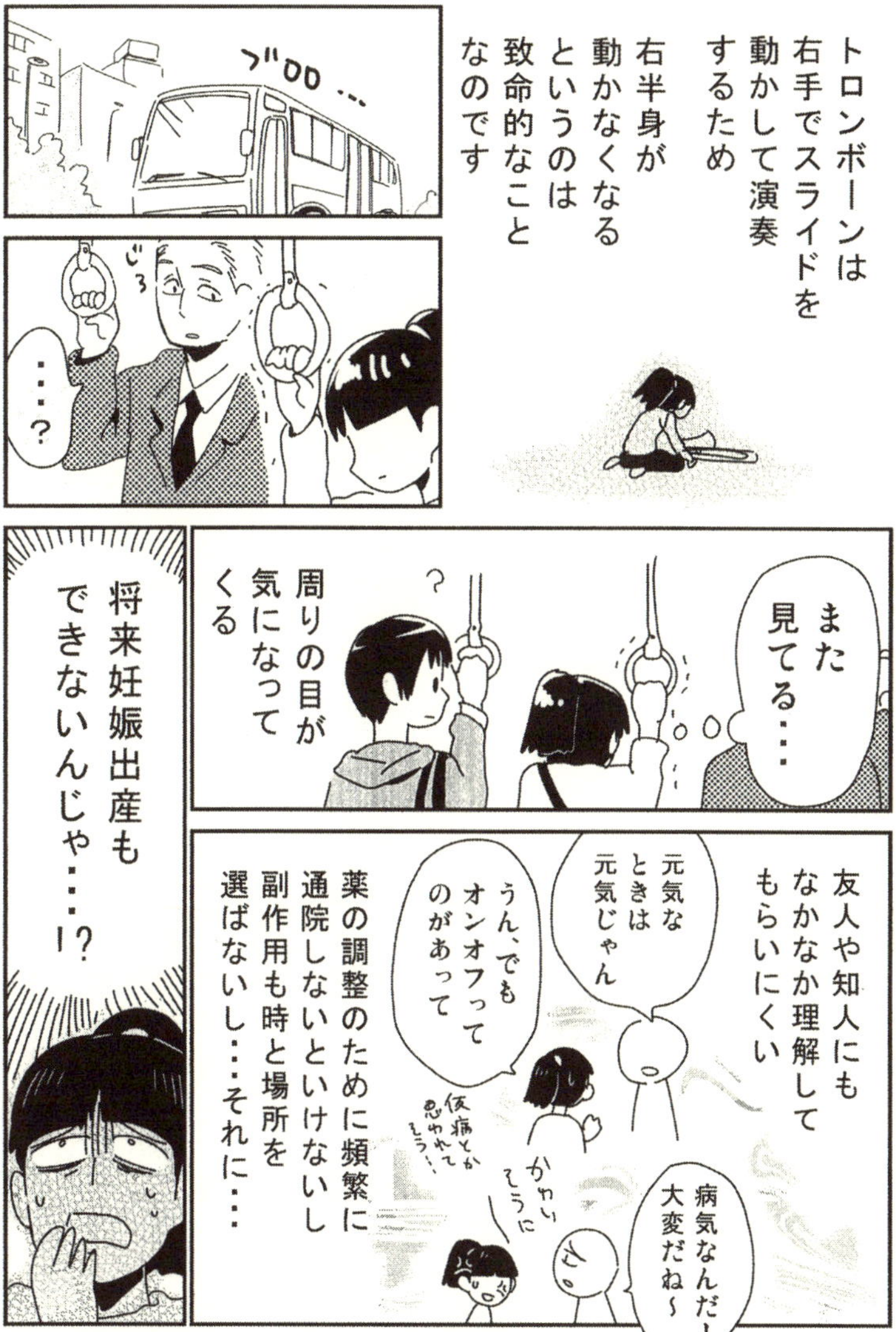
トロンボーンは右手でスライドを動かして演奏するため
右半身が動かなくなるというのは致命的なことなのです
ブロロ…
じろ
…?
また見てる…
周りの目が気になってくる
?
友人や知人にもなかなか理解してもらいにくい
元気なときは元気じゃん
うん、でもオンオフってのがあって
仮病とか思われてそう…
病気なんだー大変だね～
かわいそうに
薬の調整のために頻繁に通院しないといけないし副作用も時と場所を選ばないし…それに…
将来妊娠出産もできないんじゃ…!?

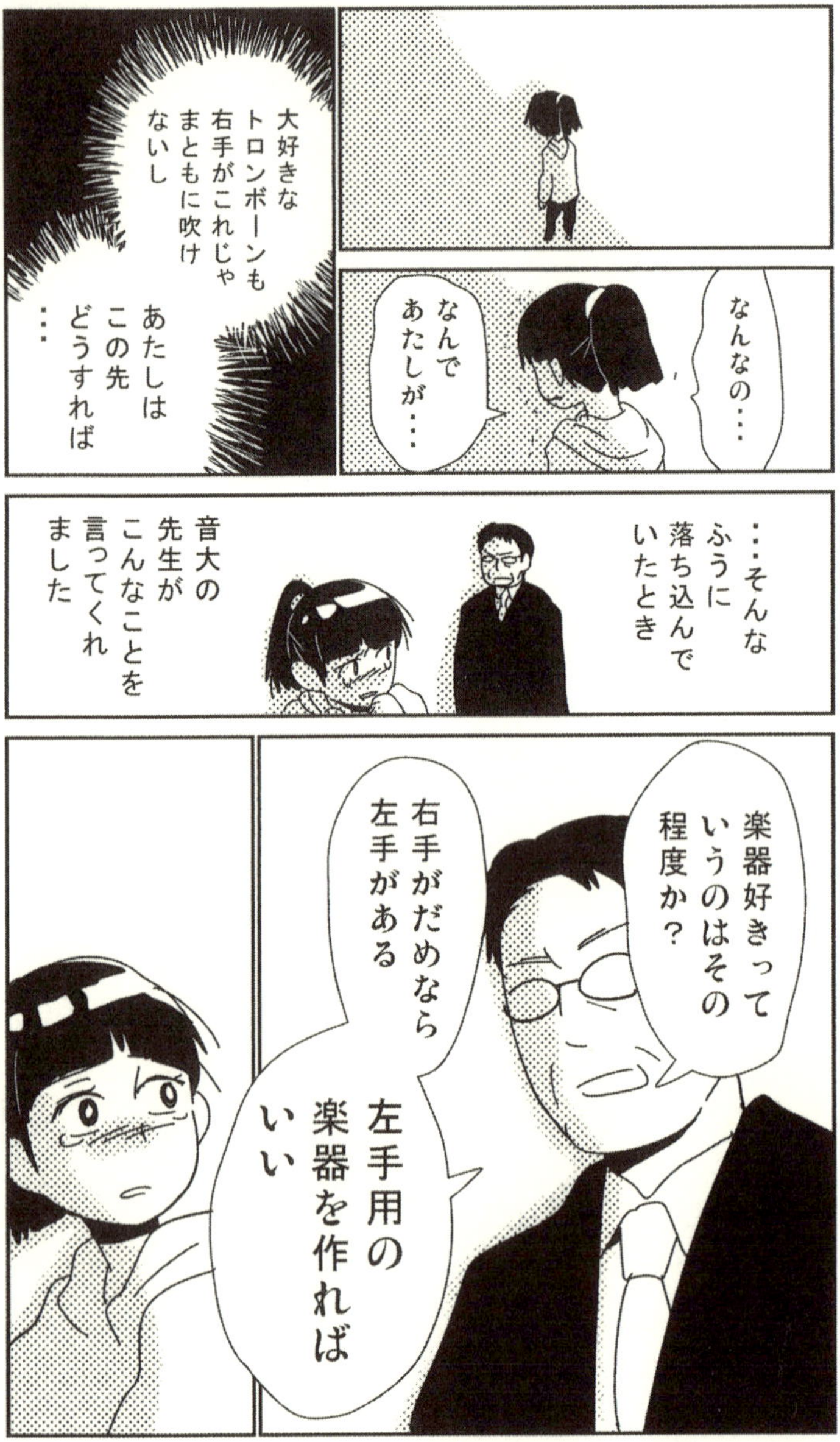
なんなの…
なんであたしが…
大好きなトロンボーンも右手がこれじゃまともに吹けないし
あたしはこの先どうすれば…
…そんなふうに落ち込んでいたとき
音大の先生がこんなことを言ってくれました
楽器好きっていうのはその程度か？
右手がだめなら左手がある
左手用の楽器を作ればいい

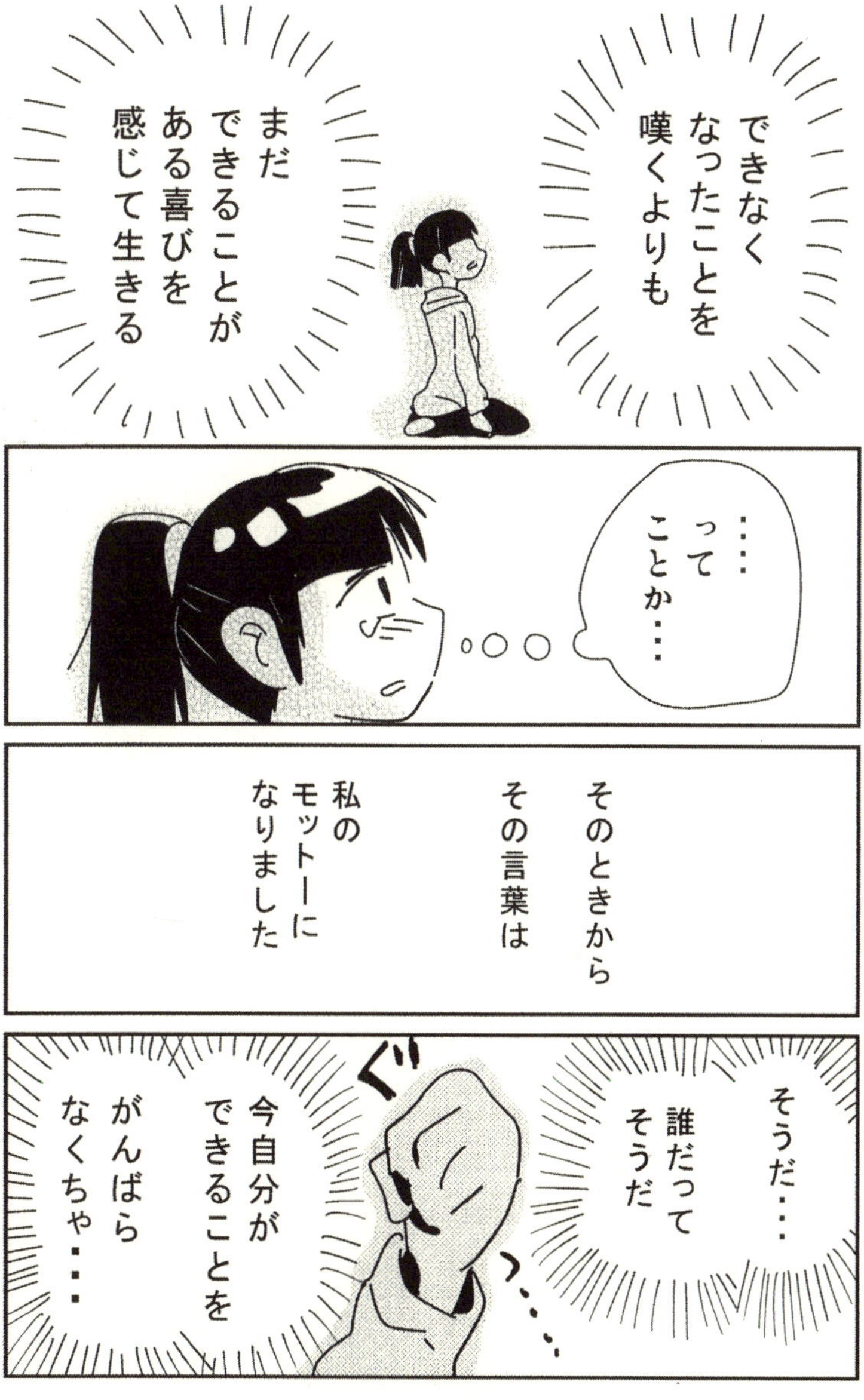
できなくなったことを嘆くよりも
まだできることがある喜びを感じて生きる
・・・ってことか・・・
そのときからその言葉は私のモットーになりました
そうだ・・・誰だってそうだ
ぐ
今自分ができることをがんばらなくちゃ・・・
っ・・・・

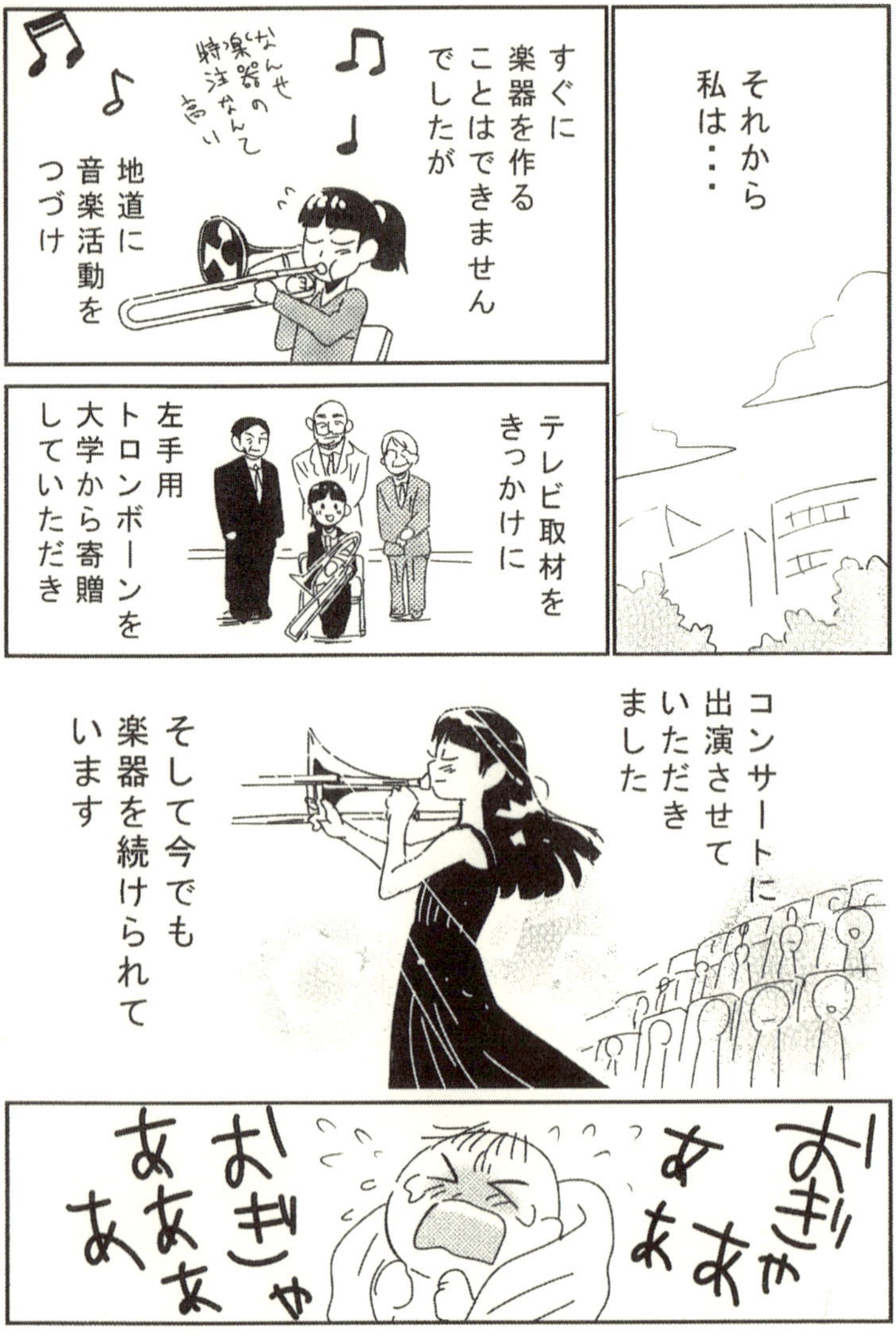
それから
私は・・・
すぐに楽器を作ることはできませんでしたが
なんせ楽器の特注なんて高い
地道に音楽活動をつづけ
テレビ取材をきっかけに
左手用トロンボーンを大学から寄贈していただき
コンサートに出演させていただきました
そして今でも楽器を続けられています
おぎゃああ
おぎゃあああ

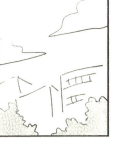

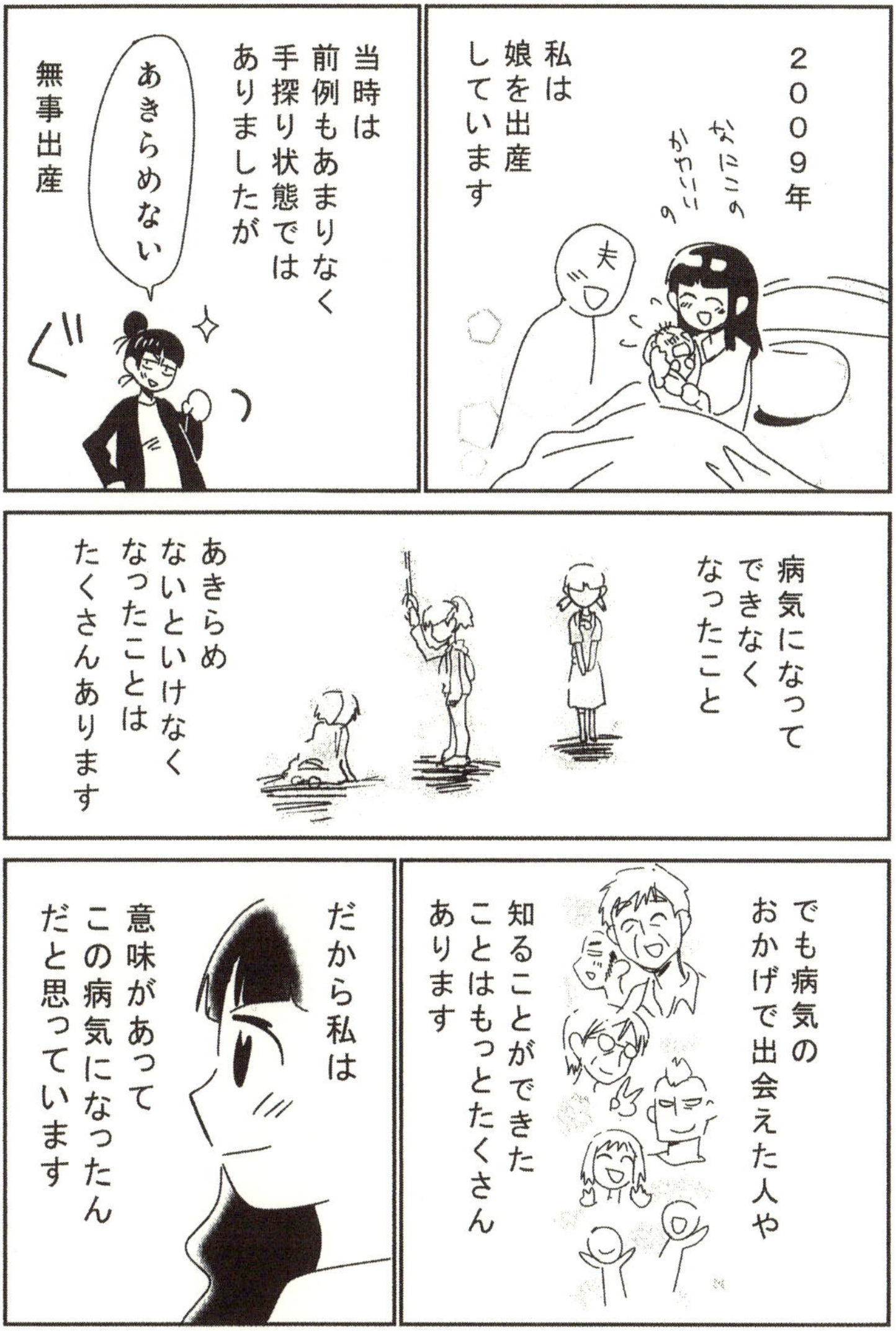
２００９年
私は
娘を出産
しています
なにこの
かわいいの
夫
当時は
前例もあまりなく
手探り状態では
ありましたが
あきらめない
無事出産
病気になって
できなく
なったこと
あきらめ
ないといけなく
なったことは
たくさんあります
でも病気の
おかげで出会えた人や
知ることができた
ことはもっとたくさん
あります
だから私は
意味があって
この病気になったん
だと思っています

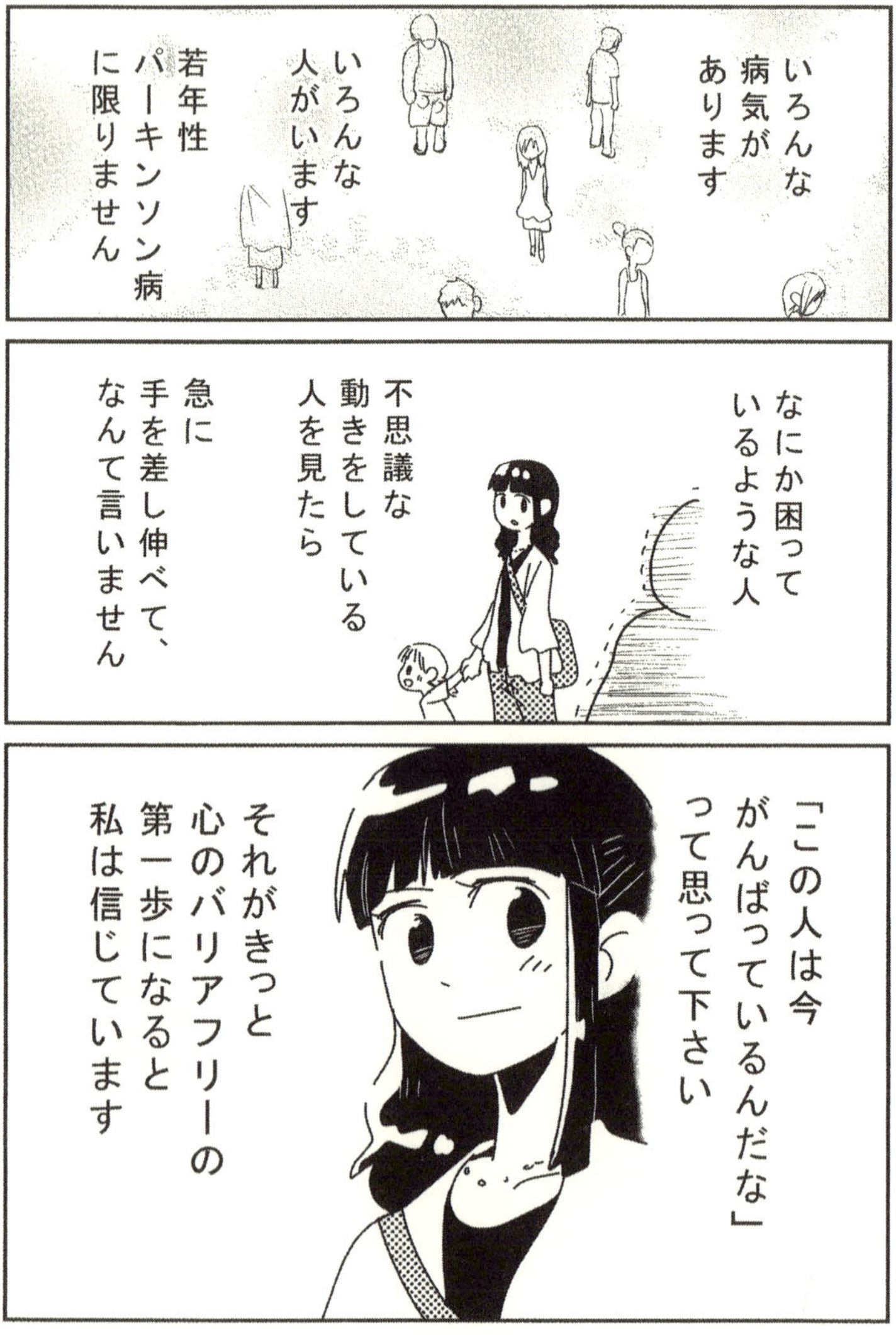
いろんな病気があります
いろんな人がいます
若年性パーキンソン病に限りません
なにか困っているような人
不思議な動きをしている人を見たら
急に手を差し伸べて、なんて言いません
「この人は今がんばっているんだな」って思って下さい
それがきっと心のバリアフリーの第一歩になると私は信じています

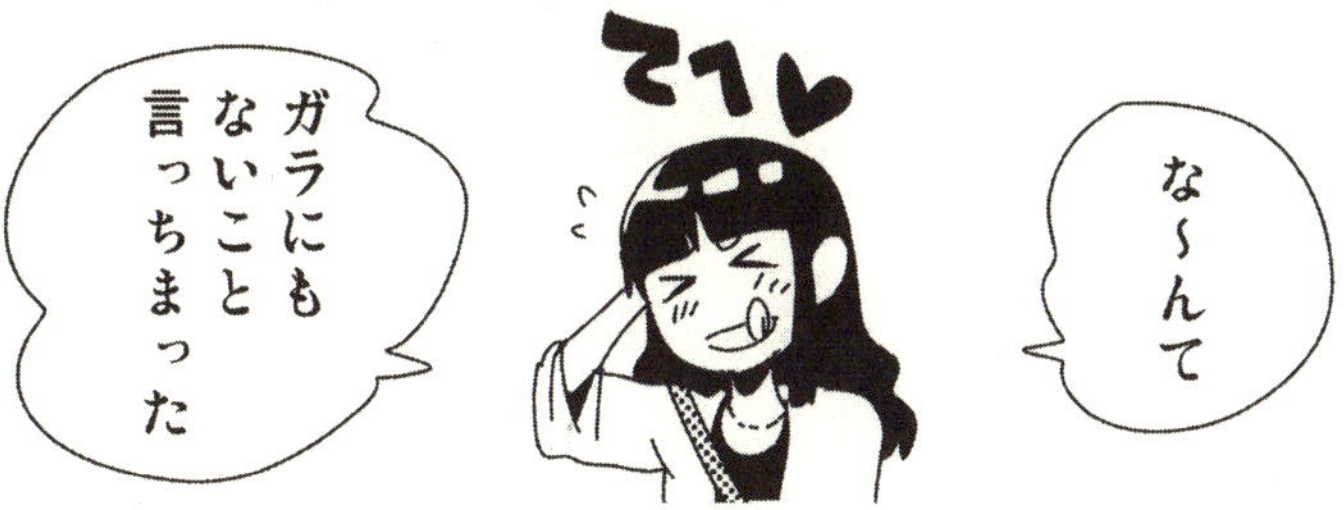
な〜んて
ガラにもないこと言っちまった

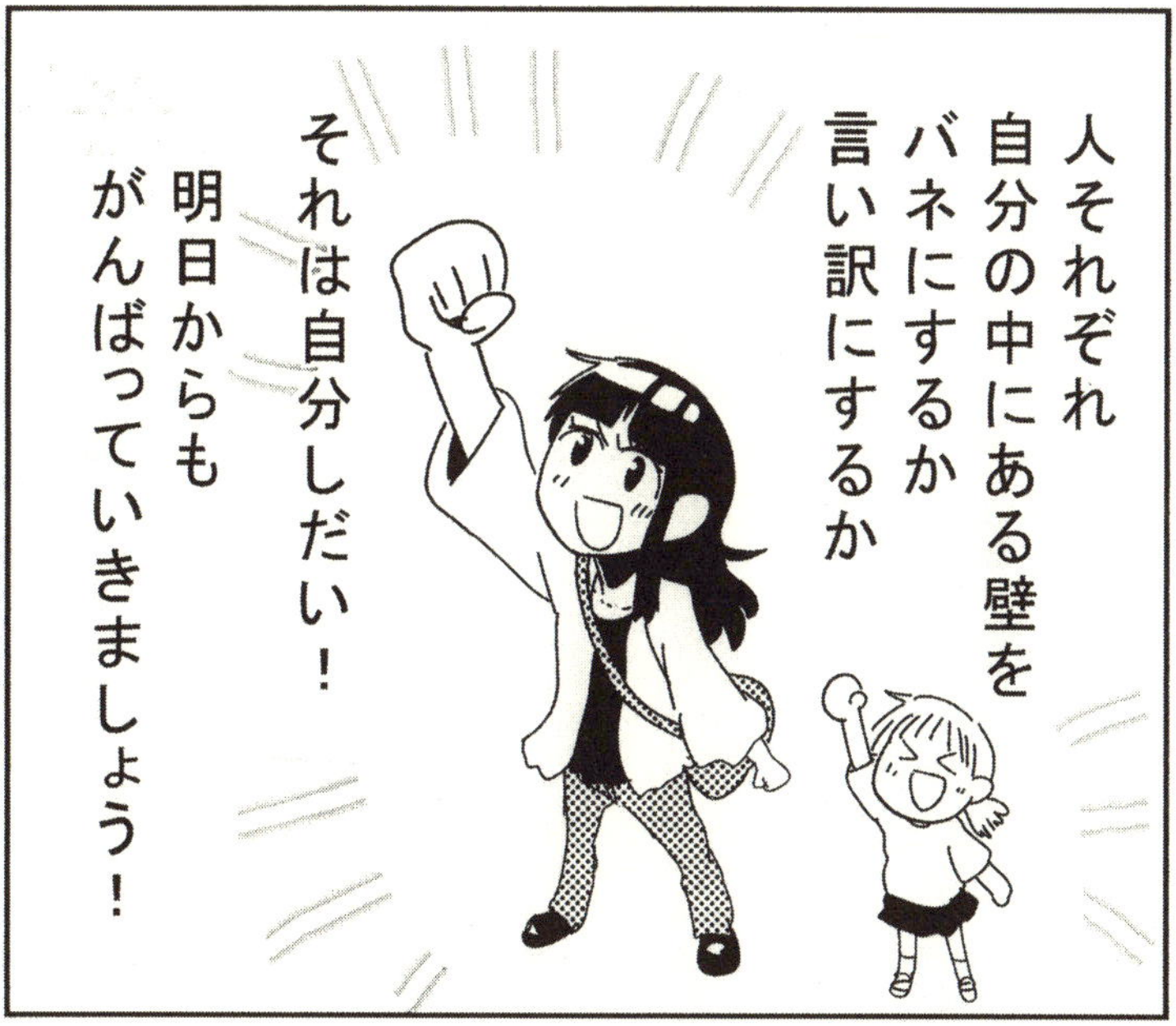
人それぞれ自分の中にある壁をバネにするか言い訳にするか
それは自分しだい！
明日からもがんばっていきましょう！

おわり

作　西本愛
マンガ　えだお

病気だとわかるまで、
私はこの先、ひとりで生きていこう、と
思っていました。

そんな私に、病気は教えようと
してくれたのかもしれません。

まわりにいてくれるたくさんの
人たちのおかげで、
私は生きているということを。

そして、私も「誰か」のために、
生きていこうと思います。

西本 愛

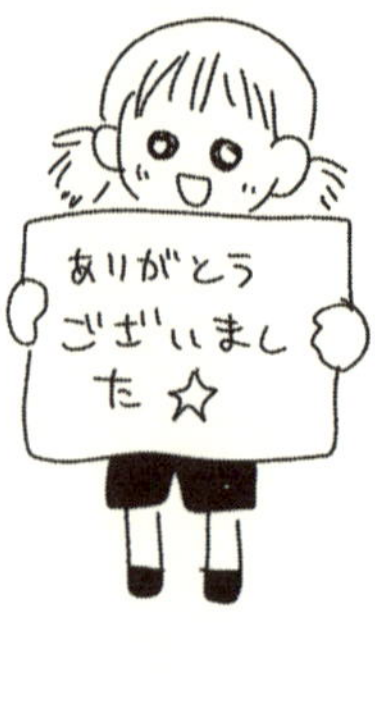

目次

第3章　母のこと（子どもたちより）、そしてその返信

序　章　若年性パーキンソン病患者の現状

秋山智

1. 若年性パーキンソン病

パーキンソン病は、一部に遺伝性のものもありますが、基本的には誰でもかかりうる病気です。男女比はほぼ同じで、通常の発症年例のピークは50歳代後半から60歳代であると言われています。

パーキンソン病は、厚労省の指定難病に認定されている方（ホーン・ヤールの分類ステージⅢ以上）だけでも10数万人、実際には20万人近くいると推定されています。高齢社会の現在、この病気の人の年齢層は、高齢であるほど高まります。最近では、永六輔さん、森光子さん、海外ではモハメド・アリなどが有名でしょうか。パーキンソン病は、高齢者に多い疾患の中ではきわめてポピュラーな病気の一つといっても過言ではないでしょう。

パーキンソン病になると、振戦（ふるえ）、動作緩慢、小刻み歩行などの「運動症状」が主な症状として現れます。これは、中脳の黒質ドパミン神経細胞が減少することによって起こります。ドパミン神経が減ると体が動きにくくなり、振戦が起こりやすくなります。ただ、ドパミン神経細胞が減少する真の原因はまだわかっていません。現在はドパミン神経細胞の中にαシヌクレインというタンパク質が蓄積し、その結果としてドパミンが減少すると考えられています。なお、この病気では「運動症状」だけでなく、自律神経症状（便秘、頻尿、発汗、起立性低血圧など）、睡眠障害やうつ障害、痛み、嗅覚の低下、ドパミン調節異常症候群なども起こることがあり、これらを「非運動症状」と呼んでいます。

主な治療法は薬物療法です。とくにドパミン神経細胞が減少することにより少なくなったドパミンを補うのが基本です。ドパミン自体を飲んでも脳へは移行しないため、ドパミン前駆物質のL‐ドーパという薬を服用します。しかし、L‐ドーパは、投与後数年は非常に効果があるのですが、長期間の投与によって効く時間と効かない時間が生じて（日内変動：オン・オフ現象）、日常生活に様々な影響を及ぼすのが大きな問題です。他にも、ドパミン受容体刺激薬（アゴニスト）、抗コリン薬、MAO‐B阻害薬、COMT阻害薬、塩酸アマンタジン、ドロキシドパなど、多くの系統の内服薬が開発されています。よりよい効果を得るために、患者さんは自分に合った薬の内容と飲み方を医師と相談しながら模索する必要があります。また、抗パーキンソン薬には、内服薬だけではなく、最近ではアゴニストの貼り薬や皮下注射も普及しています。

薬物療法以外には、DBS（脳深部刺激療法：deep brain stimulation）という手術療法、理学療法や作業療法などのリハビリテーション、あるいは音楽療法などがあり、それぞれそれなりに効果的ではありますが、薬物療法を含めていずれも病気を根治するわけではなく、対症療法に過ぎないのが現状です。したがって、昨今話題になっているiPSによる治療によって、いつかはこの病気が根治できることを患者さんたちは強く願っているわけです。

以上は、パーキンソン病の症状と治療に関する一般論です。しかし、本書の内容は、一般的な高齢者のパーキンソン病について述べるものではありません。本書が取り上げるのは、若年性パーキンソン病、すなわち「発症時の年齢が40歳未満」の患者さんのことです。あまり世間には知られていませんが、パーキンソン病にも若年性の患者さんがこの病気全体の５％程度はいると言われており、中には20歳前後で、早い人では中学生の頃から発症する人もいます（なお、発症年齢が40歳未満であれば、その後年齢を重ねても若年性です）。

若年性パーキンソン病患者で最も有名な人に、マイケル・J・フォックスがいます。映画「バック・トゥ・ザ・フューチャー」シリーズで活躍した主人公・マーティといえばご存じの方も多いでしょう。彼が書いた有名な著書に『ラッキーマン』があります。若くしてこの病気を発症し、それを受容し、公表し、自分が「ラッキーマン（幸運な男）」であると言えるようになるまで、本当に大きな苦難があったようです。

そして、日本にも、若くしてこの病気を発症した人たちがそれなりにいます。中には、マイケルと同じく自分の状況を「ラッキーマン」と受容している人もいますが、現時点ではとても「ラッキー」などとは考えられない人のほうが多いかもしれません。

まして、働き盛り、子育てのまっただ中でこの病気を発症するのは、本当に大変なことです。この本に寄稿してくださった方は、現在20～50歳代、すなわち現役世代の女性の患者さんたちです。これらいわば壮年期の患者さんは、新しい家族を作り、そして一家を支える中心的な世代です。取材を重ねる中で、自分と同い年の人にも何人かお会いしました。正直、人ごととは思えませんでした。もし、今の自分がこの病気になったら……。この病気は、誰でもなり得る病気でもあるのです。

2. 本書の目的と特徴

本書は、一般にあまり知られていない、若い年代で発症したパーキンソン病患者さんの生活の現状や諸問題の中でも、とくに「恋愛・結婚・出産・子育て」の現状について、読者の皆さんに理解していただくことを大きな目的として編集しました。

実は、若年層の患者さんの大きな特徴として、「病いを隠して生活している人が多い」ということが挙げられます。その一番大きな理由は、「もし病気が職場に知れるとクビになるかもしれない」ということです。また、抱えている問題が、冒頭で挙げたような現役世代特有の問題であるため、高齢者が大部分を占める各県の「パーキンソン病友の会」を覗いてみても、若い世代の入会者はきわめて少ないのです。つまり、若い患者さんには、多くの問題や悩みを抱えながらも、一人悶々と過ごしている人が多いことが推察されるのです。実際、今でこそ私と知り合いになっている多くの患者さんたちが、昔は自分もそうだったと言っています。単に数が少ないのみならず、これも、若年層の問題があまり世間に知られていない原因の一つです。

したがって、本書はまず第1章で患者さんの手記を中心に編集しました。この部分が本書の中心です。じっくりとお一人お一人の患者さんの人生における、「恋愛・結婚・出産・子育て」に関する思いや現状について、理解してほしいと思います。

次に第2章では、この病気の妻をもつご主人の思いを綴ってもらいました。そして、それだけでなくその手記を読んだ当事者の妻からの思いを返信としてさらに付記しました。これについては、夫婦それぞれの思いをはじめて知ったという後日談を頂き、とても有意義な企画でした。

さらに、第3章では、病気をもつ母親に育てられた子どもたちにも、母親への思いを書いてもらいました。子どもの成長は本当に早いものです。こちらも同様に、それを読んだ当事者の母親からの思いをさらに付記しました。

とくに第2章および第3章は、一般の闘病記やノンフィクションにはない、非常に大きな本書の特徴です。先にも書きましたが、私が若い患者さんたちと関わりはじめて14年、これだけの年月が経つと、初期のころにお会いした患者さんの子どもがすっかり大きくなり、社会人になって巣立っていく姿を目の当たりにします。また、患者さん宅にお邪魔したりすると、ご主人に話を聞く機会も多くなります。患者さんだけでなく、家族の皆さんの思いも掲載できたら、より本書の内容に深みが増すと考えました。お互いの思いを読むことで、パーキンソン病患者を妻や母にもつ家族の軌跡が見えてくるはずです。

そして、最後に、第4章では、この道を歩んだ先輩患者より「難あることを生きる力に変えるための十カ条」というメッセージを頂きました。多くの方の参考になる内容かと思います。

これらの内容を通して、少しでも読者の皆さんに若年性パーキンソン病患者さんのことを理解していただけたらと思います。そして、読者の患者さんやご家族の皆さんには、「ああ、こんな考え方もあるんだ……」など生活のヒントを少しでもつかんでいただけたらと思いますし、悩んだり困ったりしている人は、自分だけではないことをわかってほしいと思います。また、看護や介護職の人たちには、患者さんによりよいケアが提供できる手助けになってくれたらと願っています。

たとえパーキンソン病患者であっても人間として当たり前に、恋愛や結婚、そして出産や子育てをしている事実があるのだ、ということを、読者の皆さんに知っていただきたいのです。

なお、妊娠や授乳に関して、薬の内服の問題があります。L-ドーパやアゴニスト、抗コリン薬、MAO-B阻害薬、その他、妊娠や授乳中には禁忌であったり、重要な注意事項があったり、薬によって様々です。多くの方が心配するのはこの点だと思います。要は、胎児への影響です。経験者にお話を伺うと、多くの患者さんは妊娠や授乳には薬を絶ったり、あるいは薬を飲む人は母乳を諦めたりと様々な努力をしています。

もちろん、薬を絶ったり減量したりすることは、当事者が勝手に判断するべきことではありません。また、この病気ではよほどの軽症でない限り、薬を飲まずに生活することができない方も多いと思います。薬は日進月歩です。どんどん新しい薬も開発されています。本書は専門書ではありませんので、あえて商品名など具体的な薬の名前は出しません。もし、妊娠や出産を希望する方は、事前によく主治医の先生と相談してください。本書をお読みいただければわかるように、この病気でも妊娠や出産、育児をしているる多くの方がいます。少なくとも、はじめから諦めないで、家族や主治医の先生とじっくりとご相談することをお勧めします。そして、一人でも多くの方が、後悔することなく、今後の人生を歩んでいってほしいと思います。

3．きっかけ

ここでは、なぜ私がこの問題に取り組むことになったのかについて、過去の経験のもとに紹介します。

1　現場の仕事の「優先度」

私は元々、国立精神・神経センター国府台病院の神経内科病棟の看護士（看護師ではなく）でした。そして、11年間の現場経験の中で、臨床の仕事では「優先度」というものが存在することを熟知していました。

つまり、神経内科病棟においては、まずは「重症患者の生命を守ること」、これが第一優先です。例えば、脳卒中や髄膜炎の急性期、ギランバレーや重症筋無力症の急変（呼吸不全）など、なんとしても命を助けなければならない場面というのは、それに全力を尽くさねばなりません。次いで「自立度の低い患者さんに対しての日常生活に必要な諸援助」があります。神経内科においては、食事・排泄・清潔・更衣・移動など自立度の低い患者さんが多くを占めます。加えて、筋萎縮性側索硬化症（ＡＬＳ）の患者さんなど、気管切開をしていたり呼吸器を装着したりしている患者さんも多くいます。安全・安楽を考えながら、呼吸管理、栄養・排泄・清潔など日常生活の諸援助をするのが通常の仕事の主流を占めることになります。

このように、すぐに命を助けなければならない人、そして動けない人への援助が、暗黙のうちに（あるいは正式に）、優先されなければならない仕事となっています。

ではここで、この仕事の「優先度」の裏を返して考えてみましょう。そうすると、おのずと、ある程度自立できている患者さんへのケアが必ずしも十分ではない、ということになります。検査入院であったり、軽症であったり、あるいは若年者などである程度自立できている患者さんに対しては、看護者はどうしてもその手と気が回らなくなります。心当たりのある方も多いのではないでしょうか。

2　ある若年性パーキンソン病患者さんとの出会い

私は11年間の臨床経験の後、看護教育の道に進みました。学生の教育をする傍ら、一方では神経難病患者の看護をさらに追求するために、臨床から離れた現在でも、多くの患者さんのお話を聞くことに努めています。まず、そのきっかけになった出来事について触れてみましょう。

愛媛県で開催されたある会合で、一人の若年性パーキンソン病患者さんの講演を聴く機会を得ました。2003年4月のことだったと思います。パーキンソン病については、振戦などの運動症状を主徴とした、神経難病の中ではごくありふれた疾患であり、自分にとっては専門中の専門です。したがって、はじめはその講演に対して多くの期待はしていませんでした。

しかし、その女性患者Aさんの講演を聴き、私は「目から鱗」状態となりました。彼女が話した最も困った症状とは、一般的なパーキンソン病の症状、すなわち運動症状（振戦・固縮・無動・姿勢反射障害という4主徴など）に関連したものでも、薬の効き具体の日内変動（薬が効くオンの状態と効かないオフの状態の著しい差の出現）に関連したものでもありません。それは「化粧ができない」ということでした。

彼女がいちばん困っていたこととは、自律神経症状の中でも「顔脂」に関することだったのです。もちろんそれは一般的なこの病気の症状ではあるのですが、入院してきたお年寄りばかりしか見てこなかった私としては、それまではまったく気にも留めていなかった症状でした（入院しているお年寄りは、お化粧などしないのです）。

「化粧ができない」。顔に異常なほど脂が浮くため、化粧をしてもすぐに崩れてしまうのだそうです。そんなことがどうして問題なのでしょうか？　仕事柄、いろいろな人と顔を合わせなければならないこの方にとって、化粧ができるか否かということが、仕事をしていく上で極めて重要な問題だったのです。仕事ができるか否かは、すなわち生活ができるか否か、ということを意味するのです。

Aさんに限らず、若年性パーキンソン病の患者さんは、仕事をしながら闘病している人が多いのです。既に仕事を引退し、化粧にも気を遣わなくて済む普通の高齢パーキンソン病患者とは、その抱える問題が決定的に違うのです。この時、そういうことをはじめて知りました。

さらに彼女は、生活をする上で何がつらいかを問うと「病いを隠しながら働くこと」と述べました。難病を患っていることを勤務先に知られたら、仕事を辞めさせられるかもしれない。離婚経験があり、一人で子育てをしている彼女にとってそれは言いしれぬ不安であり、恐怖でさえあったのです。職場では絶対に病」いを周囲に悟られないよう薬を調整し、無理に元気な姿を見せ、帰宅すると動けなくなってしまう。毎日がその繰り返しだったといいます。しかも、彼女の仕事には夜勤もあったというのですから、その大変さは想像以上のものだったでしょう。

また、後日、自営業を営む別の女性患者Bさんのお話を伺う機会がありました。この方にも生活をする上で何がつらいかを問うと「病いを隠しながら働くこと」と、まったく同じ答えが返ってきました。この方は自宅での自営業ですが、「周囲に病気が知れるともうお客さんが来てくれなくなるのではないか」と、必死に隠して働いていたのです。そして、この方もまた、シングルマザーでした。

仕事、そして子育て、若年患者にとってはいずれも最も重要な生活課題です。しかし、病気を得ての仕事や子育ては、並大変のことではありません。

彼女らの話を聞いて、私は、臨床時代、パーキンソン病患者さんのいったいどこを見ていたのだろう？本当にわかってないことばかりでした。そもそも若年性のパーキンソン病患者さんが病棟に入院していた記憶がほとんど残っていないのです。パーキンソン病患者さんといえば、ほとんどが既に仕事をしていない高齢者ばかりだったのです。

若年性の方は、恐らくは、自立していた患者の検査入院か、薬の調整目的の入院が大部分だったのでしょう。第一に重症患者に目が行き、そして動けない患者へのケアにかけずり回っていたあのころ、そのような方の化粧の問題や仕事や子育ての問題など、まったく気にも留めていなかったのです。若年の方々がそんな苦労や悩みを抱えて検査や治療を受けていただなんて、まったく気づきもしなかったのです。

この講演会がきっかけとなって、私は改めて若年性パーキンソン病と、その病いにかかった患者さんの思いや事情について勉強し直すようになりました。そして、そのためにはやっぱり直接患者さんたちのお話を聞くのが一番だと、全国の患者さんたちを少しずつ紹介してもらって、聞き取り調査をしていくことにしたのです。その結果については、本書の第5章で紹介しますが、一つだけ総論的な調査結果をここで紹介しましょう。

4. 若年であるがゆえに困っていること

この14年間、私は全国の患者さんたちを対象にいろいろな調査をしてきました。中心はQOLの調査（SEIQoL-DW, MASAC-PD31など）なのですが、それ以外にも若年であるがゆえに困っていること、就業中の経験の総体、結婚・出産・育児期間中の思い、遺伝に関する不安や心配、嗅覚障害の現状、医療職への要望などです。

まず、私が実施した調査の中から、「若年であるがゆえに困っていること」について紹介します。その結果の概略を、複数回答で表1にまとめてみました。

項目としては、まず「仕事のこと」が挙げられます。その内容としては、仕事をしている人の大変さはもちろん、退職後再就職したいけどできない、という人が大部分でした。仕事のことに関係して、「経済面での問題」のある人も大変多かったです。とくに若年者で仕事を失ったにもかかわらず住宅ローンを抱えている人など、本当に大変です。

次いで、「子どもの教育や子育てのこと」が挙げられます。さらに「家族関係」や「結婚や出産」「遺伝」のことなど、これらはまさに働き盛り、若年特有の問題であるといえるでしょう。逆に高齢者対象の調査では、仕事や教育・子育て、結婚や家のローンのことなどはほとんど出てきません。高齢の患者さんは、

表1．若年であるがゆえに困っていること（主なもの）

仕事
・仕事を継続するのが大変 ・病気を隠して仕事をしている ・契約社員であり先行きが極めて不安 ・退職後、再就職したいけどできない ・過去のことだが、若くして発症したので仕事に就けなかった
経済面
・退職し収入がないのに住宅ローンの返済が残っていること ・退職し収入がないのに年金の支払いをしなければならないこと ・将来の生活維持に必要な金銭面の確保 ・将来の老後の設計、見通しが立たない
子どもの教育や子育て
・子どもの教育のこと ・子どもの結婚の問題（阻害事項の要素） ・病気に甘え、きちんとした子育てができていない ・薬を服用しながら出産・子育てをしてきたが、これから反抗期になると子育てに不安である ・子どもの PTA などには顔を出せない
家族関係
・夫婦関係、子どもとの関係など家族関係のあり方。妻も子どもも仕事のできない自分を相手にしてくれず、男としての自尊心が大変傷ついている。 ・今は姑は元気だが、遠くない将来、もし病気などになって介護が必要になったら面倒を見てあげられないかもしれない ・もし自分が動けなくなったら、介護の必要な夫、知的障害のある子どもを抱えとても心配である。
結婚・出産
・病気が結婚に障害 ・子どもを産めるだろうか
遺伝
・子どもに遺伝しないだろうか ・自分は遺伝性ではないだろうか
治療・薬
・オフ時のことを周囲に理解してもらえない ・オン／オフのコントロールが難しい ・これから一生涯薬を飲み続けなければならない
その他
・子どもの学校や近所にこの病気を知られたくない、どうせわかってもらえないという思いが強く、公共の場に顔を出せなかった。 ・公共の乗り物でたまたま薬が効いているときに座席に座っていて、そこに高齢者が乗ってきても座席を譲ってあげられないときの周囲の目がとても気になる。

すでに仕事を引退していたり、子育てを終えていることが多く、抱えている問題は自分の体のこと、あるいは介護の問題などが圧倒的に多いのです。

本書で取り上げるのは、この中から、主に結婚・出産・子育てに絞った内容ですが、若年性パーキンソン病の患者さんが、多岐にわたる問題を抱えていることをまず紹介しておきます。

5. そして再び「現場」より

先に述べたように、私たち看護者には、現場ではどうしても仕事に優先度が生じます。命の危機にさらされている人や、ＡＤＬが自立できていない人にかかりきりになってしまいがちになります。繰り返しますが、ある程度自立できている患者へのケアが必ずしも十分ではない、という現状があるのです。検査入院であったり、軽症であったり、あるいは若年者など、ある程度自立できている患者に対しては、看護者はどうしてもその手と気が回らないのです。

しかし、先のＡさんは、私にこう訴えました。彼女は時々、薬物調整のために入退院を繰り返します。諸般の事情により、何カ所かの病院への入院経験を持っています。そのいずれもが、神経内科の専門病棟なのだそうです。

いちばん言いたいことは、彼女の言葉を借りれば、「あなたたちは本当に専門病棟のナースなの？　忙しいのはわかるけど、私たちも患者です！」ということなのです。薬剤調整や日内変動のため、体のほうは大変に苦しい。しかし、もっと苦しかったのは、自分は比較的軽症であったからか、「ゆっくりと話を聞いてくれない」、ということだったそうです。中には、オンとオフに関する知識があまりにもないナースもいたといいます。そんな状況では、先述したように外では病気を隠している患者さんや、就労に不安を感じている患者さんは、悩みはかなり深刻なのに、それを打ち明ける術もないのです。ましてや、子育ての相談などできるはずもありません。

病いを持った人は、重症者でも軽症者でも、あるいは依存度の高い人でも自立している人でも、皆それぞれの思いと悩みを抱えているのです。今回述べてきたように、私たちはもっと軽症者や自立している患者にこそ、目を向けなければならないのかもしれません。「忙しいとは、心を亡くすこと」と昔から言われています。私たち看護者は、そんな盲点の上で仕事をしていることを忘れてはならないのです。

次章から登場していただく患者さんのほとんどは、若年性パーキンソン病という病いは持っていても、基本的には地域で自立して生活している人たちです。これまで述べたように、仕事や子育てなど、いろいろな悩みを持って生活している人も多いでしょう。そしてそのような人たちでも、時には検査や薬の調整など必要に応じて病院にかかっています。とくに医療職、看護職の人たちには、このことを念頭に置いていただいた上で手記を読んでいってほしいと思います。

もしかすると看護や介護の人たちは、自分たちがケアしているのはお年寄りばかりで、「うちには若年の人なんて入院してこないから関係ない……」と思う方もいるかもしれません。しかし、そうではありません。若年性パーキンソン病の患者さんも、いずれ年齢を重ね、老年看護の領域に該当してきます。今いらっしゃる高齢患者さんの中に、もしかしたら、実は若い時からずっとこの病気だった方がいるかもしれません。そう思うと、その患者さんを見る視点が変わってくるかもしれません。

また、当事者やご家族の方には、先にも書きましたが、生活のヒントになることを少しでもつかんで頂けたらと思いますし、悩んだり困ったりしている人は自分だけではないことをわかってほしいと思います。

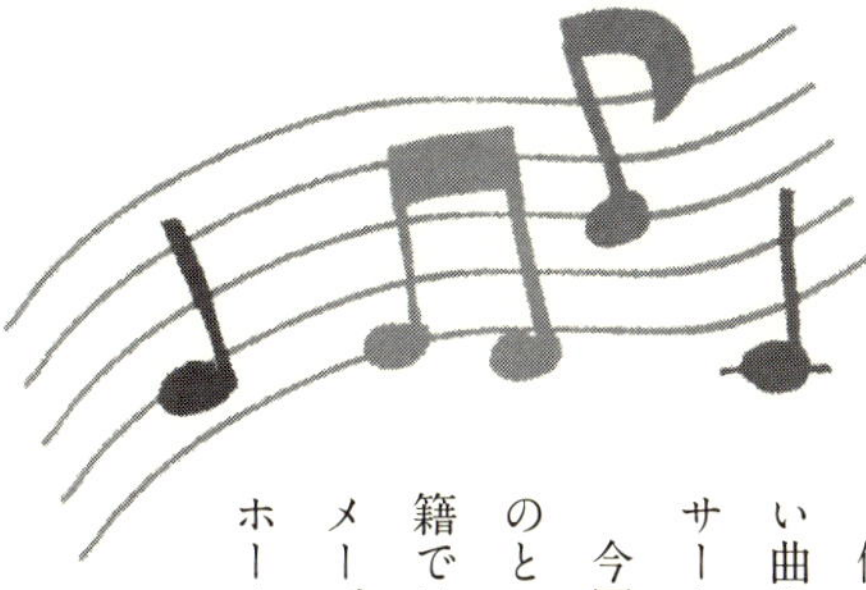

歌をうたって春にいる

私が地元広島で親しくさせていただいている患者さんに「げんきなこ」という音楽ユニットを結成し、最近ＣＤを発売したご夫婦がいます。ご主人の「元気」さんがこの病気の当事者で作詞・作曲・編曲担当、奥様の「きなこ」さんがボーカル担当です。その美しいメロディと奥の深い歌詞、そしてなによりも奥様の優しく暖かい歌声は、本当に素晴らしいものです。

働き盛りでこの病気を発病した元気さんですが、それでもこのような素晴らしい曲を作り、また夫を支えて共に活動している奥様のお姿には、あちこちのコンサートで同病の皆さんも大いに励まされています。

今回のＣＤ「歌をうたって春にいる」には5曲が収められておりますが、本書のところどころに全ての曲の歌詞と挿絵をコラムとして挿入しておきました。書籍では曲が聞けないのが残念なのですが、どうぞそのページが出てきたら曲をイメージして一服してください。そして、興味のある方は、ぜひ「げんきなこ」のホームページ（http://genkinakogogo1.jimdo.com/）をご覧下さい。

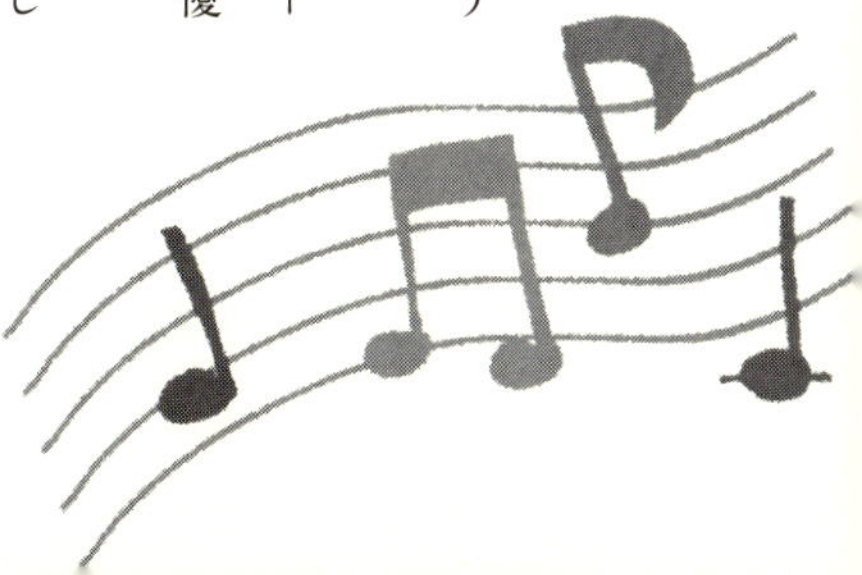

音楽ユニット「げんきなこ」　元気

～歌をうたって春にいる～

パーキンソン病のような進行性の難病と告知された患者は、年齢や環境に関係なく、皆、同じ気持ちを知っていると思います。底のないかなしみ。計り知れない不安。それは絶望といってもいいかもしれません。でも、わたしたちは、この病気から抜け出すことができません。

わたしがこの病気に罹患したのは、40代半ばでした。技術系の大学を卒業し、エンジニアとして働いていました。結婚もし、二人の子供にも恵まれ、仕事もまさにこれからが正念場と思っていた矢先の罹患でした。そこから家族も巻き込んで、わたしの人生のダッチロール状態ははじまったのです。固く心の殻を閉ざし、家族も巻き込んで、暗闇をさまよう時間が長く続きました。

そんなわたしを再び明るいところに出させてくれたのは、患者仲間とふるさとの友人たちでした。そして同時に、「音楽作り」との出会いが、会社員としての自己実現の道を閉ざされたわたしに、新しい道を示してくれました。家内と音楽ユニット「げんきなこ」を結成してライブ活動も開始し、すばらしい出会い、ご縁も続くようになりました。「一期一会」という言葉を、ライブ活動を通じて理解できるようになりました。2年後、二人の夢だったCDを作りました。それが今回、秋山先生がお声かけくださり、このご本に歌詞を載せていただいているCD「歌をうたって春にいる」です。こうしてわたしは、新しく生きていくうえでの価値観を手にしたのです。

今、わたしにとって、音楽を作ることは生きることそのものです。命を削る、というと大げさなように聞こえるかもしれませんが、実際、それでいいと思いながら、わたしは音楽を作っています。

これからわたしにできることは、もう限られています。自分の感性に従い、家内の生み出す旋律を、粛々と音楽に昇華していくこと。これからも進行していく体調の変化を泰然と受け入れ、人生を謳歌し全うすること。これに尽きると思います。そうすれば、今まで見えなかった世界が見えてくるであろうし、お世話になった方々への恩返しも、気がつくと終了していたということになると思います。

自己を見失うことなく生きることはいかに難しく、また尊いことか。これができれば、パーキンソン病は克服でき、すばらしい人生だったと言えると思います。

「げんきなこ」ホームページ
http://genkinakogogo1.jimdo.com/

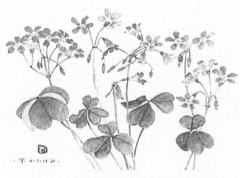

絵　高嶋宏子

ふるさとの箱が届けば
みかんが 香りたつ
凪がやんで 肌をなでる
瀬戸の風が 吹いてくる
「父さんも相変わらずだよ」と
母の字の包みの差し出しは
いつも 父の名前

言えなかった言葉たちが
たくさんありすぎて
もう一度だけでも 会いたい
会って　伝えたい
「ありがとう」
それだけも　やっぱり言えなくて
縁側でお茶飲んで　いるだけかもしれません

ああ ふるさとを　渡る島風よ
あの空の父と母に 伝えてほしい
～「島風」 byげんきなこ～

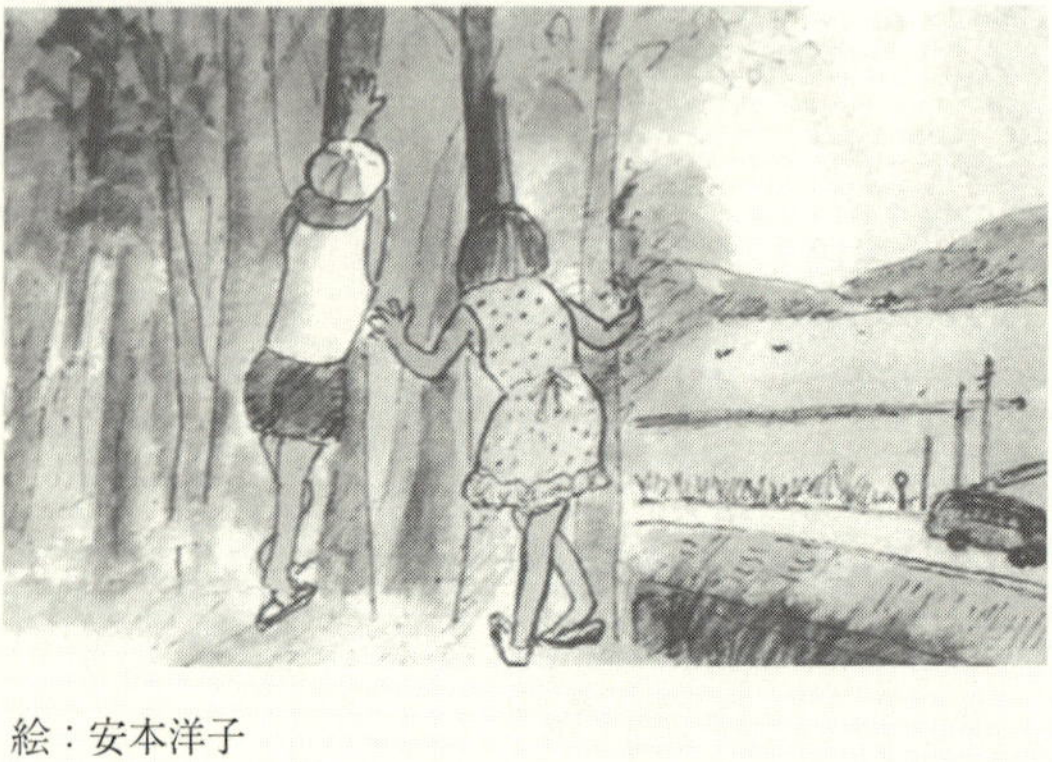

絵：安本洋子

「島風」はげんきなこの第1曲目で、元気さんが初めてパソコンで作った音楽です。2012年を迎える年末年始、その1週間ほどのお正月休みの間、元気さんはまさに不眠不休でパソコンに向かい、「島風」を作りあげました。

楽譜も読めない、楽器も弾けない人が、突然「パソコンで音楽を作りたい」と言い出して、でも私はそんなことできるはずないと、まったく期待していなかったので、完成した音楽を聴いたときは、ほんとうに驚きました。人間ってわからない、頭の中にどんな才能が眠っているかは、夫婦でもわからないものだと知りました。そして誰も知らなかった才能が、いろんなものを失っていく失意の中で芽吹いたことにも、しみじみと胸打たれました。そのときの驚きと感動が、今も私たちげんきなこの原動力になっているような気がしています。

ふるさと山口県周防大島を歌った歌。そして元気さんが好きなおだやかな好漁場、瀬戸内の海と空を歌った歌。同郷の安本洋子さんに描いていただいた水彩画も大好きです。この歌が私たちの1曲目でよかった。そんな風にも思っている歌です。

（音楽ユニット「げんきなこ」きなこ）

第1章　若年性パーキンソン病患者の恋愛・結婚・出産・子育て

～当事者による手記

私が北条千秋さんとはじめてお会いしたのは、広島で開催された2012年6月の「全国パーキンソン病友の会」の全国大会若年部会の懇親会の時でした。まだ彼女が19歳のころです。全国から多くの若年患者さんが集まっていたのですが、その会場の中でも、ひときわ若かったのが北条さんでした。はじめは若い学生ボランティアの方だとばかり思っていたのですが、よくよく伺ってみると当事者の方で、とても驚いたことを覚えています。

私は、全国の多くの若いパーキンソン病患者さんとお会いしていますが、現時点で私が知り会っている中では、いちばん若い患者さんが北条さんです。手記を読むとおわかりいただけるように、今まさに、将来の結婚に向けて彼氏とお付き合い中。この本のテーマのひとつ「恋愛」のまっただ中にいる方です。

実は、彼女には私もとてもお世話になっています。2013年からは毎年、私の勤務する広島国際大学の看護学部の学生に「若年性パーキンソン病患者の生活の現状」をテーマに、仕事や恋愛・結婚のことなども含めて、毎年講演をしてもらっています。ちょうど学生と同い年くらいなので、そのインパクトはとても大きく、若い世代でもこの病気になってしまう人がいること、そして当事者の思いなどを直接聞けるので、学生への教育効果は絶大です。また2年前には、本学で開催された日本難病看護学会学術集会でも、講演をしてもらいました。

北条さんはまだ若いですが、確たる信念を持っています。患者会の大会などでも、どうすればこの病気の人が社会で生きやすくできるかなどを提案・発表しています。きっとこれからの人生でもさらに前向きに、チャレンジを続けていかれることでしょう。心より応援しています。（秋山智、以下同）

パーキンソン病は私を構成しているほんの一部分

北条千秋（仮名）

◆中学・高校の頃

私は現在23歳の若年性パーキンソン病患者です。若年性パーキンソン病を発病したのは13歳でした。当時、なにもないところで転んでしまうことが頻繁にありました。そのころは、運動神経悪いなと考えていました。それから中学校を卒業し、高校へ入学。高校3年生になるころには、自転車がまっすぐ漕げなくなり、頻繁に足を引きずる、また尻もちをつくようになりました。

私には幼いころから保育士になるという夢がありました。そのため高校は、保育や介護を学ぶことができる福祉学科に入学しました。福祉学科のクラスのみんなは、私の体調をよく理解してくれ、手を引いてくれたり、私の荷物を運んでくれたりしました。不安だった東京への修学旅行は、友だちが交代で車いすを押してくれたので、東京ディズニーシーも楽しむことができました。
だけど、高校時代は頻繁に両親と口論になりました。「自転車が漕げない」「歩きにくい」と言うたびに「甘えるな」と言われました。わかってもらえない悔しさや、苦しさを感じました。だから両親が嫌いでした。

◆確定診断

症状が出はじめたのは13歳のころでしたが、18歳（高校3年）の時についに診断を受けました。私は、中学生のころから外反母趾による足の痛みで近所の整形外科に通院していました。体の不調も外反母趾によるものかもしれない、と考えていました。高校2年生の冬、外反母趾の手術をしました。これで体の不調から解放されると思っていましたが、足の痛みがなくなった以外なにも変わりませんでした。主治医の先生に、大きな病院で検査することを勧められました。このころから、手の震えを感じるようになりました。

検査の結果、何の異常もみられませんでした。先生にはパーキンソン病の疑いがあると言われ、パーキンソン病薬を1週間試すことになりました。またこの薬が効けばパーキンソン病の可能性が高いとも言われました。私自身『パーキンソン病』という病名を介護の授業で耳にしていたので、お年寄りに多い病気だと思っていたために驚きました。薬を服用しはじめると、その効果に衝撃を受けました。スムーズに動けることに感動しました。しかし、それは自分がパーキンソン病だという可能性があることに間違いありませんでした。ものすごくショックでした。

1週間後、病院を訪れ、先生に薬の効果を報告しました。パーキンソン病に違いないと言われました。高校3年の1月でした。かなりのショックで、それから当分は毎日泣いていました。「なぜ私がこんな病気になってしまったのか。なぜこの年でこんなつらい思いをしなくてはならないのか。いつ進行するんだろう。遊びだって恋愛だってしたいのに」という気持ちでいっぱいでした。

それからしばらくして、体調がすぐれない日に高校の保健室で休んだことがありました。保健室で休んだのははじめてでした。そして、保健室の先生にパーキンソン病と打ち明けました。

保健室の先生は、

「これからいろいろ悩んだり考えたりすると思うけど、そうやっていろいろ考えたり悩むことで、一日一日を大切にできると思う。一日一日を一生懸命生きることで、毎日が充実する。あなたの人生が輝けるのよ。人と比べたってしょうがない。あなたは神様に病気を与えられたことで、他の人より輝くことができる。日々を大切に生きるから、普通の人が60歳までしか生きられなくても、あなたは80歳まで生きられるかもしれない。今は治らない病気でも、必ず医療は進歩する。進行を防ぐ薬がきっと出る。毎日を楽しく生きることが大切。私は、北条さんを応援する。これから特別に、いつでも何時間でも保健室で休んでいいからね。でも学校には休まずに、毎日来るんよ」

と言ってくれました。

泣きながら聞いたため、ところどころ曖昧ですが、保健室の先生という存在がすごい味方のように思えました。嬉しかったし、心強かった。この日、保健室を利用して本当によかったと思いました。

そして、自分でも、日記に自分の生き方をまとめました。

①後悔はしないこと
②今できることを精一杯楽しむ
③できないことを無理してやろうとしない
④人の痛みや悩みをわかる人間になる
⑤悩んだりする暇があったら楽しんだほうがいい

◆専門学校のころ

それから数カ月後、医療事務を学ぶため専門学校へと進学しました。幼いころからの夢だった保育士を諦めて医療事務を目指したきっかけは、小児科の受付なら子どもと関わることができると母が勧めてくれたからです。

専門学校に通いはじめても、自分がパーキンソン病だということが受け入れられず、スムーズにできないことを周りと比べては落ち込んだり泣いたりしてばかりでした。

そんな私を見て先生が言いました。「確かにあなたはパーキンソン病患者かもしれない。でも私は『千秋』を構成する要素の一つに病気があるんだと思う。『病気』の中の『千秋』じゃなくて、『千秋』を構成している、背が低い・明るい・色が白い・視力がいいとか……。たくさんある要素の中のたった一つの要素が『病気』なんだよ。もし今のあなたが病気ではなかったら、今と違う性格だと思うよ」と言われました。この言葉はいまも私のお気に入りの言葉です。

ある日、『レナードの朝』という外国の映画をレンタルして見たことがありました。パーキンソン病のことが、リアルに再現されていて怖かったのを覚えています。でも、一方でこうも思いました。「私は病気なんかに負けたくはない。『今を精一杯楽しむ』これをモットーに頑張る。そして人に必要とされたい。千秋といて楽しいって思われたい。そんな人になりたい。今までしてきたつらい思いも、これから経験するであろうつらいことも、全てそれを生かして、人の気持ちを理解したい。明日からも頑張る！」

そして、日記に再び自分の生き方をまとめました（基本は高校の時と一緒ですね）。

①今を精一杯楽しむ
②先を考えすぎない
③落ち込まない
④家族を大切に
⑤人の気持ちを理解する
⑥周りの人を笑顔にしたい（自分の周りに元気のない人を発生させない。みんなが元気になれるようにする）

◆周囲の助け

早いもので、診断を受けて6年が経ちました。18歳の自分と比べると、考え方や感じ方、とらえ方が変わり、前向きに生きています。私が前向きになれたのは、友だち・パーキンソン病友の会の仲間そして家族・友だちのおかげだと思っています。病気になってたくさんの人の優しさに触れることができました。

高校時代に喧嘩ばかりだった父は、いつも体調を気にかけてくれます。研究が進んでいるという内容の新聞記事を切り取ってくれていたこと、趣味仲間に聴覚障害の人がいるからと手話を勉強しはじめたこともありました。父が手話を学ぼうと思ったのも私のことがきっかけだそうです。

2歳下の妹もサポートしてくれます。車の免許を取った日に「これで色々連れていってあげられるね。仕事終わりとかに連絡してね」と言ってくれたこと。また、日頃から私のことを気にかけてくれます。もちろん母もサポートしてくれますし、5歳下の妹も協力してくれます。私は、この家族が大好きです。この家族だからこそ私は頑張れていられると思いますし、家族以外にも周りの方々によくしてもらえて幸せだなと思います。

◆仕事・運転

数年前から、知り合いの会社で9時から16時まで事務のお仕事をしています。体調のことをわかっていただいているので、無理せず頑張れています。

また、半年前から車の運転をしていて、通勤は車です。以前は薬の副作用で突発性睡眠という、突然眠り込んでしまうことがあったので、車の運転は諦めていました。でも、ここ1年で薬が変わり、突発性睡眠が起こることもないので運転しています。念願の運転ができるようになったので、とても嬉しく、運転するのが大好きです。

今服用しているのは、スタレボ錠・アーテン・トレリーフです。朝は、起きて薬を飲んで、薬が効くまではあまり動けません。また、夜ご飯の前や就寝前は薬が切れてしまうのか、動きにくいことや、ジストニアという体の一部が突っ張るような感覚と痛みが起きることがあります。薬の副作用で、ジスキネジアという、体（私の場合は足首より先）が無意識のうちにユラユラ・クネクネしてしまうのも悩みの一つです。運転には十分に気をつけたいです。

◆恋愛

そして、現在23歳ですので、結婚や出産についても真剣に考えていきたいです。病気だとわかってからの6年間、男性とお付き合いする際に、病気のことを引け目に思うこともありました。一緒にいて負担になるのではないか。私とデートしても、体調に気を遣わせてしまうし、やがて結婚となれば相手の両親に反対されるのでないかなど、悩みは絶えません。また出産については、今の私の体調では子どもを育てていく自信がありません。幼い頃から保育士に憧れていたこともあり、子どもが大好きですが、自分が育児に携われないのは悲しいなと思います。ただ、将来子どもを産み育てたいという気持ちは強く思っています。

実は、私には、1年ほどお付き合いしている彼氏がいます。私が若年性パーキンソン病だということはお付き合いする以前からお話していました。付き合いはじめは病気の症状が出るたびに「嫌われたかな。本当に好かれているのかな。負担になっていないかな」と不安になってばかりでした。

体調をコントロールするのはなかなか難しくて、疲れやストレスから数日間しんどい日が続くこともあります。また、2カ月に1度の通院で、薬の効き方や副作用をみながら薬を微量に調整することで体調が変化します。

まだ1年のお付き合いですが彼は私の話を沢山聞いてくれ、その都度私の体調に合わせてくれます。いつも「しんどくなったら言ってね」「運転疲れたら代わるよ」と前もって言ってくれるので「しんどくなったらどうしよう」と不安になることが減りました。彼と一緒にいると本当に楽しくて、自分が病気を患っていることを忘れそうになります。せっかくの楽しい時間にしんどくなってくると、物凄く嫌です。好きな人の前で、足をひきずって歩いてしまうこと、体がユラユラ・クネクネしてしまうことが悔しくて仕方ありません。「こんな私を見て彼はどう思っているのだろう」と気になってしまうこともあります。

この病気になって、自分のしたいことがしたい時にできないことがあります。しかし私は、結婚もしたいし子どもを産みたいと思っています。私にとって『大切にしたい存在』『守りたい存在』ができるのは、少し不安もあります。今は、しんどい時間は横になる、薬が効いてから動く、ということができます。でも、子どもがいれば今よりもっと動かなくてはいけなくなるし、子どものために動きたいという気持ちになると思います。

私が子育てをするとなれば、周りのサポートが今より必要になります。子どもにも我慢をさせてしまうことが出てくるかもしれません。ですが子どもを産みたいという気持ちは変わらないので、そのためにも彼氏や親、友だちなど周りの人ともっといい関係を築いていこうと思います。病気になったことで悔しい思いやしんどいこともありますが、これからも常に目標をもって生きていきたいです。

◆将来に向けて

ここ数年、iPS細胞に関する情報を頻繁に耳にするようになりました。もしかすると、病気が完治するかもしれない、今の状況よりよくなるかもしれないと思えるようになりました。もし病気が治ったら、自分が経験したことを活かして、同じように病気や障害を抱えている人の役に立ちたいと思っています。

常に目標としているのは、向上心を忘れないことと、現状に満足することです。向上心を忘れないというのは、色んなことに興味を持ちチャレンジすることだと思います。しかし私は、できないことがあると気持ちが落ち込んでしまうので、そんな時こそできていることに目を向ける。今日は○○ができた！　○○を頑張った！　などと思うようにしています。体調が悪くて悔しくて泣くこともありますが、これからもいろんな出来事に刺激を受けながら、もっと成長していきたいと思います。

私の後悔と私の恋愛

福島県　櫻井結子

櫻井さんの発症年齢はわずか9歳か10歳のころでした。診断されたのもまだ小学校6年生ですから、私が知る中では最も早い時期での発症です。彼女と出会うまでは、まさか小学生のうちの発症者がいるとは思いませんでした。それだけに、小・中学生の時の体験談は貴重なものです。

大人になった現在、彼女は、学生時代の後悔の一つに「恋愛をまったくしなかったこと」を挙げています。手記を読むと、小・中学生のころの男の子からの反応が原因で男の人を避けるようになってしまったのは、当然なことだったとも思います。

しかしそれを乗り越え、20代の櫻井さんの恋愛観が、この原稿には綴られています。

この病気の人の現在進行形の恋愛観を綴った文章もまたとても貴重で、多くの若い同病者の方の励みにもなると思います。いつか、本物の伴侶になる人と出会えることを祈っています。

◆小学生のころ：隠すようになった理由

私が最初に体の異変に気づいたのは小学４年生の後半くらいだったと思います。左足がうまく前に出せなくなる感じで歩きづらかったり、手や足が緊張したりすると震えたりしました。まだ小さかったため自分の体に何が起こっているのかわからず、ただ周りの友だちと同じように動けない自分自身にとてもイラつきました。

そのころから歩き方を人に見られるのが嫌で、なるべく人通りの少ない道を探したり、通学ラッシュの時間帯を避けたり、いろいろ人目を避けようと工夫しました。もちろん友だちと一緒に楽しく帰りたかったし、寄り道とかもしたかったですが、思春期だった私には「いかに人目につかないように帰るか」しか頭にありませんでした。

人目を避けていたのは通学中だけじゃなく学校内でもそうでした。とにかくこの時期はすごくつらい時期でした。クラスの男の子には歩き方を真似されたり、変なあだ名を付けられたり嫌な思い出ばかりです。このころから、私は男の子に苦手意識を持ってしまっていたのか、男の人を避けるようになりました。

小学校６年になり、某私立病院で「パーキンソン病の疑い」という形で、薬での治療がはじまりました。でもいまいち効果はなく、６年生の後半は登校拒否をしたこともありました。

親に頼んで進学塾に通わせてもらい、中学校は私立の女子校を受験することにしました。学校での授業をこなすだけでも私にはハードスケジュールだったのですが、調子のいい時間を見つけては勉強して、なんとか念願だった女子校に合格することができました。普通に小学校の授業を受けて帰宅するだけでも体力的にはヘトヘトだったのに、そこから塾によく行っていたなーっと、今では思います。そのくらい、女子校に行きたいほど、そのころは男の子と関わりたくなかったのです。

中学生になったら心機一転、知り合いがまったくいない状態になるので、「もう歩き方を悪く言われたくないし、まねされたくない！」と思い、「絶対隠し通すぞ」と決めていました。そこから私の『病気を隠す日々』がはじまりました。

◆中学生のころ：薬の怖さ

中学1年の前半は薬の効き方がいまいちだったので、中学1年の後半あたりになって薬を変えてもらったところ、その薬がとてもよく効き普通に歩けるようになりました。普通に体育の授業を受けることもでき、発表とかがあっても少し緊張はするけどなんとかこなせるほど回復しました。めっちゃうれしくて毎日が楽しくて、たまに学校の帰り道に友だちと寄り道とかしたりして、普通の中学生に戻れたのかなって思っていました。

でも、そんないい時期も長くは続かず、中学2年生の後半から徐々に薬の効き目が短くなっていき、また『病気を隠す日々』がはじまりました。この時は薬を飲めば隠すことができたので、気持ちが不安になるたびに薬を内服し、主治医の先生に処方された量よりはるかに多い量のお薬を毎日服用していました。

「症状が楽になるなら別にいいやー」って感じでした。

先生もとくになにも言わず追加でお薬を出してくれていたので、「別に大丈夫なんだなー」って思っていました。そんな薬漬けな生活が続きました。それが悪いことなんて全然思っていませんでした。そして、私の身体はおかしくなりました。

このころから、今までそんなに気にならなかった足や腕などの筋肉が突っ張るような症状が夜に出るようになり、そのせいでなかなか夜眠れないことがありました。夜眠れないので、朝起きられないから遅刻が増えました。また、朝起きられたとしても授業中眠くて眠くて、全然授業内容が頭にはいってこず、最悪、授業中ほとんど寝ている時もありました。

でも、そのころまではまだ楽しい学生生活でした。友だちと一緒にお弁当を屋上で食べたり、その様子を動画で撮って遊んだり、そんな些細なこともめっちゃ楽しく感じました。しかし、だんだん薬の副作用で不随運動が出はじめて、丸1日学校で過ごすのがきつくなってきて、行きたくても行けなかったりする日が増えてきました。それでも学校の友だちや先生が大好きだったので行きたい気持ちが強く、薬を飲み続けました。

◆高校生のころ：入院、そして退学

高校1年の冬、夜中に激しい副作用が出たため、次の日、病院へ行きそのまま緊急入院となりました。そして薬をまったく飲めなくなりました。入院中は毎日泣いていました。ただ身体が動かなくなるだけならいいのですが、筋肉に力が勝手に入ってしまい、体全体の筋肉が突っ張って常に誰かにさすってほぐしてもらわないと、痛くて痛くてたまりませんでした。

そこの病院では薬を切られただけで治療方針も定まらず、放置され、挙句の果てにこちらの許可なしで、私の体の状態（症状の出方）をビデオカメラで撮影されたりしました。私は人間不信になりかけ、病院が本当に嫌いになり、「入院なんて二度と御免だ」と思ってしまいました。こんな日々が3カ月も続きました。

入院期間が長かったため、高校の出席日数が足りなくなり、頑張って勉強して入った大好きな高校を退学しました。

◆学生時代の二つの後悔

いやだったその病院の入院生活もなんとか乗り越え、その後、病院を変えました。もし、誰か友だちにでも病気のことを話して理解してもらっていればどれだけ楽だったか、少しくらい症状を見られても気にならなかったと思います。薬もそこまでたくさん飲まなくてすんだのではないか、とも今になって思います。病気を隠し続けたことを後悔しています。

学生時代の後悔は、病気を隠し続けたこととともう一つ、恋愛をまったくしなかったってことです。はじめに書いたように、小学校のころから男の子が苦手だったので恋愛にもあまり興味はなく、髪型もショートカットだったしまるで女っ気のない女の子でした。

小学校の時のいじめられた体験がトラウマになっていて、男の子とかかわるのがすごく怖く感じてしまう時期がありました。それに自分自身に自信もなく、「私みたいな子、見た目もたいしたことないし、全然……。他に魅力のある女の子はたくさんいるし、私なんかと付き合ってくれる人なんていないだろうな……」なんて思っていました。学生時代は、何回か男の子と触れ合う機会がありましたが、発展することもなく終わりました。

「そりゃそーだよな」と思いつつ恋愛は封印していました。

そんな私を女の子にしてくれたのは、大親友からの恋バナでした。私の大親友はとてもかわいく、友だちだけど憧れ的存在でもありました。その子とはほぼ毎日のように電話していて、彼女からいろんな恋愛エピソードを聞かせてもらいました。その子の話を聞いていたら、「恋愛っていいなー、楽しそうだなー」と思うようになり、「私も恋愛したいなー」という思いが強くなっていきました。

◆恋愛について

大親友からの恋バナがいい刺激になり、私も恋愛をしたいなと思いはじめたのが多分20歳くらいの時でした。でも、ずっと女子校で男性との交流を避けていて男友だちがまったくいないので、ネット上で知り合った人と会ってみたりしました。いろんな人とネット上で知り合って実際に会い、何度か付き合ったりしました。

でもやっぱり体調が悪い時は会いたくないので、私の体調がよくなくて予定していた時間に間に合わなくてイベントに参加できなかったり、そもそもそれ自体ができないことだったり、かなりデートプランの選択肢は少なかったです。普通の子だったら何の問題もなくできることができないもどかしさがありました。私は好きな人のそばにいられれば十分だったけど、相手はこれで満足なのかすごく不安で不安で……。

デート中に私ができないことがあったりすると、相手には本当に申し訳なくてなりませんでした。だからなるべく迷惑をかけないように、すごくいろいろ気を遣ってしまっていました。その気持ちが相手に伝わってしまったのか、「気を遣われているっていうのがすごい伝わってきて、楽しくない」と言われ、かなり凹んだ時期もありました。

ほとんど付き合って3カ月くらいで別れちゃっていました。フラれた時やっぱり考えてしまうことは、「病気じゃなかったらもっといろんなところへ出かけたりして楽しくすごせたんじゃないかな」って。私がいるとデートコースが漫画喫茶、カラオケ、ドライブのどれかになってしまうんですよねー。正直飽きちゃいますよね。

その程度のデートしかできない自分に自信なんて持てるわけがなく、フラれる度に病気を恨みました。それでもとても短い期間だけど恋愛してる時ってめっちゃ楽しくて、普通に歩いて手をつないでデートしてる感じがめっちゃ幸せでした。この幸せって長続きしないのかなって思ってたのですが、つい最近まで付き合っていた人とは結構長く続いたんです。

その人とは3年くらい付き合っていました。やっとちょっとは理解してくれる人に出会えた気がしました。でも、だからこそ自分がもっともっとしてあげたいことがあったのにできないのがつらかったです。ほんと些細なことなんですけど、彼のお家にお邪魔した時とかご飯を作ってあげたりとか、食べ終わったら食器を片づけて洗ってあげたりとか、洗濯物が貯まっていたら洗濯して干しておいてあげたりとか、結構やりたいことがあったけどできなくて、すごい悔しい気持ちでした。

私は今年で28歳になります。周りの友だちもみんな結婚していっているので、私もそろそろ自分のことを本当に理解してくれる男性に出会えたらいいなと思っています。そのためにも自分自身にもっと自信を持てるように、いろんなことに挑戦していきたいなと思っています。

　植村さんは中学生時代に発症。そして診断を受けています。私が知る中でもとても若くして発症した人の一人です。特に中学時代はたいへんつらい過去だったと思いますが、植村さんの手記からその頃の心情がとてもよく伝わってきます。それにしても、当事の母親の心情がおもんばかれます。破り捨てられたその日記に書いてあった「母親からのメッセージ」には、なんと書かれていたのでしょうか？

　正式な検査は受けていないものの、植村さんの場合は「遺伝性」である可能性が高いそうです。もし、29歳になった現在の植村さんがいま改めてその「母親からのメッセージ」を読んだとしたら、また当時とは別の捉え方ができたかもしれません。

　２０１６年8月27日、北海道で第21回日本難病看護学会学術集会が開催され、その公開交流集会において、植村さんは看護職者や他の患者さんの前で、ご自身の体験を発表して下さいました。その時の発表内容を元にして、今回の手記は書かれています。講演でも、多くの聴衆の方に多大なる感銘を与えていました。

　現在の植村さんは、夫をはじめとして周囲の皆さんに恵まれ、多くの人びとへの感謝の心を持って生活しています。もちろん、その心は天国の母親にも届いていると思います。きっと暖かく見守ってくれていることでしょう。

ありがとう

北海道　植村奈保子

◆13歳：中学の時のあの1年

私は、北海道岩見沢市で産まれました。家族は両親と兄、姉がおり、家庭環境はとてもよかったと思います。父方の祖父母と二世帯住宅で、父の弟家族が隣に住んでいたので年齢の近いイトコともよく遊んでいました。両親は仲がいいし、兄姉はしっかり者、興味のあるものは習い事で経験させてくれる、本当に恵まれた環境でした。私は、小学校2年生の時からエレクトーンを習いはじめ、好きな曲を自分で弾く楽しさは今でも忘れられません。

そんな私の生活が一変したのは、13歳、中学2年生になったころからでした。その年の春ごろから体に違和感を感じるようになり、約1年間、答えの見えない問題と戦いました。苦しくもない……、痛くもない……、ただ……、足が震えるだけ……。私にとって中学2年のあの1年は地獄でした。とても長く感じた1年で、つらい過去です。

そこまで症状としてはなかった春、違和感を強く感じはじめた夏、症状がひどくなり毎日をすごすのが大変だった秋、何かをあきらめるようになっていた冬といったように春、夏、秋、冬に分けて書いていきたいと思います。

〈春～違和感〉

13歳の春、学校へ行く途中なにもないのにつまずくことが多くなり、足を引きずって歩くようになりました。夜になると異常に足がだるくて、歯を磨く際に立っていられなくて、床に座り込んで歯磨きをしていました。自分の部屋からエレクトーンの椅子を持ってきて歯を磨く日もありました。

夕食時、母に「貧乏ゆすりをやめなさい」とよく注意されましたが、自分ではしているつもりは一切なかったので、「していない」と母に言い返していました。

あるいは、足の震えも右足だけだったので、貧乏ゆすりをしていることにすることもありました。

〈夏～人への恐怖〉

学校の授業中右足が小刻みに震えるようになり、気づけば気づくほど震えは大きくなっていきました。そして、なにもない所でつまずくことがさらに多くなったり、習い事のエレクトーンも思うように足が動かなかったり、動かさなくてもいい所で動いたりと、思うように弾けなくなっていました。

さらに時間が経つと、右足の震えはとても目立つようになり、もう貧乏ゆすりの動きではなく、震えを隠す方法を考える毎日になっていました。足を固定したら震えが目立たないかなと、ガムテープで足をぐるぐる巻きにする。はがす時痛すぎて涙がでました。足の骨を折れば、ギブスして震えが目立たなくなるかなと思い泣きながら足を殴り続けました。もう足なんていらないと思いました。

そんな私の行動は、異常に見えたようで、母親に何度も精神科に連れていかれました。そして歩き方も足を怪我した時のように引きずっていました。なによりつらかったのは同級生から「きもい」と笑われ、歩き方を真似されたことです。人は恐ろしいと思いました。

また、足だけではなく右手も震えるようになり、徐々に自分の体の異変に疑問を持ちはじめていました。夜、体がだるくなるのも、ひんぱんに感じるようになりました。

〈秋〜地獄の学校生活〉

震えは足だけではなく、手、頭まで広がっていき、もう隠しきれなくて、自分ではどうしようもできなくなっていました。周囲から笑い声が聞こえると、自分が笑われていると思い、余計震えだす……。学校へ行くのが怖くて仕方なかったです。

授業中、先生に教科書読みを指名されたら、みんなに注目されて震えがひどくなると思い、わざと教科書を忘れて先生と目が合わないように授業のほとんどをうつむいて過ごしていました。

歩く時も足を引きずって歩くようになっていたので、転ぶことは頻繁にありました。歩く真似をされることも増えてきました。

でも母親には言えませんでした。母は学校の役員をしていたので、「その子どもが登校拒否はできないよな……。いつか普通の体に戻る。今だけ……」と自分に言い聞かせる毎日でした。

そのころから私は日記を書きはじめました。ただただ、不安なことをノートに書きました。誰にも見せることなく、夜寝る前に書くことがストレス発散だったのかもしれません。毎日泣きながら書いたのを覚えています。

朝、何度も学校を休もうと思いました。でも母が学校の役員だったので、休んじゃいけない、笑われたり「きもい」と言われたりすることなんて慣れてしまえばいい、と思っていましたが、やっぱり言われるたびに傷つき、その日の日記につらい気持ちをぶつけていました。

〈冬～限界〉

冬、日記を書くことすらできなくなっていました。手の震えが強くなり、字を書くのを邪魔してきたのです。日記が書けないので、もう不安やつらさも自分の中に閉じ込めるしかなかったのです。

周りの人に笑われることにも慣れてきましたが、早く冬休みにならないかと思っていました。

スキー授業は休みました。休むしかなかったのです。スキーなんてやっている場合ではないことに気づいていたから。ある日のスキー授業の時、「頭が痛い」と言いました。驚いたのは、その時体温計ではかったら本当に微熱が37度以上あったことです。自分が一番びっくりしたのを覚えています。

学校生活で唯一、登下校は楽しかったのを覚えています。一緒に行っていた友だちのNさんは私の震えを見て見ぬふりしてくれたから。1年間、一度も震えについて私に聞いてくることはありませんでした。

◆日記と母

待ちに待った春休み、歩くのもしんどかった私は、人に会いたくないと思い、ほとんどの時間を一人部屋で過ごしました。

しかしあっという間に春休みは終わり、最終の日、私はほとんどの時間を庭で過ごしました。本当に震えるのは私だけなのか、道を歩く人を観察していたのです。でも、私のようにぎこちなく歩く人は一人もいませんでした。

夕方、私は明日からまた地獄のような学校生活がはじまると思うと急に怖くなり、部屋に戻って死のうと思いました。しかし、部屋に戻ると机の上に置いておいたはずの日記がなくなっているのです。探していると、焦りからかどんどん震えが強くなりパニックになりました。

すると、急に母が部屋に入ってきました。私は勇気を出して母に伝えました。「もう震えを学校で隠すことはできない。お母さん、そろそろ私限界だよ……」と。

すると母は「もういい、学校も行かなくていい、今まで気づけなくて本当にごめんね」と私の隣で泣き崩れました。理由はすぐにわかりました。母の左手には、私の日記がありました。

「母が私の気持ちに気づいている。もう一人で抱えなくてもいいんだ……」。母の口から「学校に行かなくていい」と言われたことで、心の底から安心しました。

◆診断確定

次の日から、母は私を色々な病院に連れていってくれました。内科、外科、整形外科。そして神経内科。やっと私の違和感の答えが出ました。「若年性パーキンソン病」。医者がそう言った途端、母は顔色を変えました。

医者から説明がありました。私は、薬を飲めば前みたいに普通の生活ができると聞いて大喜びでした。

だけど、その横で母は泣き崩れていました。

　母には病名に聞き覚えがあったのです。実は、母方の祖母がパーキンソン病患者だったのです。しかも40歳前後くらいの若い時からの発症、そして今度は自分の娘が……。今から思えば、医師の口ぶりからも母はたぶん遺伝性だろうと考え、自分を激しく責めたのでしょう。


　病院の帰りの車で、相変わらず「薬を飲めば前みたいな生活ができる」と喜ぶ私の隣で、ずっと母は泣いていました。

　母は全て自分の責任だと感じたのだと思います。そして、娘のこの先のことがとても不安だったのだと思います。家に帰ってからも母は泣いていました。

　夜になり、薬を飲んで症状がおさまった私は、あんなに恐怖だったはずの学校に行きたくて仕方なくなり、学校に行く準備をしていました。すると母が部屋に来て「明日は学校休むよ、薬を飲んだばかりだし、話したいことがいっぱいあるよ」といいました。

　私は行きたい気持ちを抑えました。母の顔を見ると疲れ果てていて、わがままなんて言えませんでした。

　次の日、母といろいろな話をしました。

　母方の祖母の話も聞きました。祖母はパーキンソン病でしたが、少し認知症のような症状も出て、55歳頃に脳梗塞で亡くなったそうです。

　そして、若年性パーキンソン病は、今の医学では根本的には治せない病気だということも知りました。この時、母と簡単な約束をしました。

①薬を毎日飲む
②病気に負けない。母と頑張る
③医者の言うことを聞く
④おかしいなと思うことがあったら報告

私は母に言いました。

「大丈夫、私強いから、心配しないで」

その日、母は私の日記を返してくれました。開いてみると、母からのメッセージがいっぱい書かれていました。

本当ならここで紹介したかったのですが、もう日記はありません。高校時代、私は日記を捨てました。なんのためらいもなく。そして母との約束も高校時代にほとんど破るのです。私は高校入学と同時に変わってしまいました。

◆高校時代

私は変わってしまったのです。高校に入り、私は友だちと遊ぶことが楽しくて仕方なくなりました。薬を飲むのもめんどくさい、病院に行かなければならないイライラ、すべて母に当たり散らしました。

薬を飲めば前と同じ生活ができるようになり、過剰に心配してくる母親にうっとうしさを感じるようになりました。何か嫌なことがあると病気を理由に母親にあたりちらしました。

「私が病気になったのは（遺伝なんだから）お前のせいだ！」

「薬なんて飲まない」

「なんで私だけ病気」

母は一人泣いていました。

ある日、何度も私の日記を見て泣く母親に腹が立ち、ビリビリに破って捨てました。その破れたノートを一枚一枚泣きながら拾っている母親に向かって「病気になったのはお前のせいだ！」と言ったのを今でも鮮明に覚えています。次の日、公園のごみ箱に破れた日記を捨てました。母親は本当につらかったと思います。

いつか謝ればいいと思っていました。でも謝る機会もなく。私が高校3年になる春休み、母は他界しました。くも膜下出血、急死でした。母はつらい思いをしたまま他界しました。まだ49歳の若さでした。

母を失ってはじめて気づいたんです。私の病気を、すべて母に背負わせていたことを。都合のいい時だけ私は病人だったのです。

私は、一人残された気分でした。約束を破って好き勝手していた自分は、母に謝ることすらできませんでした。

◆夫との出会い

高校時代に、何カ所かのアルバイトに挑戦しました。ダイエーのレジ打ち、セイコーマートの店員、カメラ屋の店員です。でも、どこも他の店員ともめごとを起こしたり、無断欠勤したりで結局やめました。

当時、本当に責任感もなく、罪悪感もまったくありませんでした。

母が他界してからはバイトをすることもなく、当たり前のように父からおこづかいをもらい、生活していました。

高校卒業後は、エレクトーンの資格を取るために月に何回か札幌に通い、古本屋さんでアルバイトをしていました。

母が他界してからもわがまま三昧の私でしたが、友だちからの紹介で知り合った男性と19歳の夏からお付き合いをすることとなりました。この出会いが私の人生を大きく変えるきっかけとなるのです。

友だちからの紹介でしたが、当初は直接会うこともなく、1年ほどメールだけをしていました。それが些細なきっかけで会うことになり、すぐに交際をはじめました。

会うまでは自分の病気については言っておらず、会った時に彼にすべて話しました。しかし、彼から返ってくる言葉は私が期待していた言葉ではありませんでした。あのころ、私は人に同情されることが多かったのです。だから当然同情してくれると思っていました。

しかし、彼からの返答はあの時の私にはとても冷たいものでした。

「大丈夫、もっとつらい人はたくさんいるよ」

とても軽い言葉だと思いました。もっと心配をしてくれると思っていました。付き合いはじめてからも、彼は一度も私のことを「可哀そう」とは言ってくれませんでした。

彼は結局、付き合ってからも、同棲してからも変わらず、病気のことになると、「大丈夫」と笑っていうだけでした。

◆結婚

そして、付き合って1年で結婚しました。お互い、20歳の時でした。「彼」から「旦那」に変わりました。半年前から札幌で同棲していましたが、入籍した時は周囲には驚かれました。よく聞かれた質問が「子どもできたの？」でした。でも、そうではありません。

二人の関係は結婚したからといって特に変わったことはなく、私の病気に対して、特別聞いてくることはありませんでした。

ある時「大丈夫」しか言わない旦那に反論をしました。

「健常者は病人の気持ちなんてわからない」

すると旦那は、

「じゃあ、病気をもった人と結婚した俺の気持ちや、責任感をわかってくれているかい？」と聞いてきました。

答えられませんでした。考えたことがなかったんです。

苦労しているのは自分だけ、健常者だからわからない、としか思っていなかったんです。旦那は私の性格を考えてくれていました。旦那が病気に対して、一緒になって不安に思っていたら、私はきっと今のように前向きに考えることなんてできませんでした。

旦那がいつも言ってくれる「大丈夫」という言葉は、簡単な言葉に聞こえますが、とても責任感がのっかっている言葉だと気づきました。

思い返せば、病気のことで話をしていても、薬の副作用を言う前から旦那がそれを知っていたのは、私の知らないところで調べてくれていたからなのです。

あんなに嫌いだった「大丈夫」という言葉は、今では私の気持ちを前向きにさせてくれます。はじめはとても軽く感じていた言葉でしたが、今では「大丈夫」の一言で前向きに考えられるようになったのです。

◆子ども

そんな私たちに、21歳の時、子どもができました。あの時産んでいれば今年で8歳になります。私は母親になれませんでした。いいえ、ならなかったんです。

自分の口で「堕ろします」と医者に伝えました。あの時のこと、今でも正しい決断だったか答えがでません。

本当に好きな人との子ども。家族が産むことを反対する理由が、私のことを思ってのことだとわかっていること。子どもができたことを知って旦那が「うれしい」と笑顔で言ってくれたこと。なのに、喜びよりも不安が勝っている自分。一度、旦那に「私と結婚していなかったら、違う人と結婚して今ごろお父さんだったよね。私の病気のせいでごめんね」と言った時、旦那は「子どものことは病気が理由じゃないよ、俺の収入が悪いからだよ、もっと稼がなきゃね、ごめんね」と言ってくれました。

その時、もう泣くのはやめようと思いました。自分だけ感情を表に出して、言いたいことを言っていたけど、旦那は自分の思いを言うことなく私の話を聞いてくれていたこと。今のままではいけないと思いました。前に進む。立ち止まってもまた進む。ゆっくりでいいから。私には旦那がいます。家族がいます。

友達がいます。毎日を大事に過ごしていこうと思います。

◆旦那の力

家事に対しては、はっきりしています。「できないことはできない。やれる時にやる」です。今では、旦那が仕事を終えて会社を出る時にかけてくる電話の第一声は「今日の夕食はある?」です。作っていない時は「今から作るところだった」。それに対して旦那は「いいよ、買物いくか」です。作っている時は、自信満々に夕食のメニューを発表します。

旦那は食に対して文句を言ったことがありません。あまり言いたくありませんが、優しい人です。いえ、結婚して9年たち、何かをあきらめたのかもしれません。

旦那が私に求めることは、笑っていることだけです。私なりに、旦那にできることはやろうと思っています。途中で手を抜いてしまいますが、仕事へ行く前に旦那のマッサージは必ずします。でも、考えてみたら、そのくらいしかしてあげていません。

そして最近はじめた携帯ゲームのおかげで、旦那が休みの日は色々な場所に出かけます。主に大きな公園を散歩します。二人で散歩している時は、とても大切な時間です。たわいもない話をしたり、ゲームの話をしたり、気分転換にもなります。この前も家の近くの百合が原公園に行き、二人でゆっくりした時間を過ごしました。

子どもは決してあきらめていません。しかし、今は旦那との時間をとても大切にしています。本当に幸せです。ありがとう。

◆一人じゃない〜皆さんへの感謝

私は、13歳から病気になりましたが、周りの人に支えられてここまで来ました。発病時は母が全力で支えてくれました。なにより、私が病気のことで不満を言っても逃げることなく向き合ってくれました。あんなに約束を破ったり暴言を吐いたりしても、母は「味方だから」と言ってくれました。今さら遅いのですが、本当に感謝しかありません。

母が他界してからは、家族の存在がとても大きいことを感じました。母の葬式で声を殺して泣いていた父の姿は忘れられません。

そして、そのあと、慣れない家事を嫌な顔一つしないでしていた父。父はつらかったでしょう。なぜなら、その時期、わずか半年の間に妻だけではなく、自分の両親も他界しているのです。特に祖母は母が亡くなって1カ月もたたないうちに肺がんで他界しました。

今でも、いつも電話の最初の言葉は「体調どうだ」と聞いてくる父親、「俺が生きている間に病気が治ればな……」と言われた時、病気と真剣に向き合う決意をしました。だから長生きしてください。ありがとう。

他にも、感謝すべき人がたくさんいます。

発病当初、普通に接してくれた中学時代の友だち、Nさんがいたから地獄の1年間学校へ行けました。

ありがとう。

高校時代、私がどうしようもない時、本気で怒ってくれたYさん、いちばんつらい時笑わせてくれたMさん、あの時二人がいたから、母親の死を乗り越えられたのかもしれません。ありがとう。

私の兄と姉は本当に弱音を吐きません。でも私の弱音は聞いてくれます。そして聞くだけではなくはっきりとした自分の意見を言ってくれます。ありがとう。

結婚してからは、色んな悩みを聞いてくれて、病院にも一緒に付き添ってくれる旦那の両親がいます。ありがとう。

私は本当に人に恵まれています。環境に恵まれています。だから頑張ろうと思えるんです。旦那のために、家族のために、そして自分のために、一日でも長く元気で生きていたいと今思っています。そして、ありがとうの気持を忘れずに……。

◆最後に、天国の母へ

あのころ、「私は一人で生きていく」なんて偉そうなこと言っていましたね。お母さんが言った通り、一人じゃ生きられなかったことに気づきました。それはこの先もずっとです。それに、この人のために生きていたいと思える人と私は結婚しました。

今、本当に幸せです。私は病気に負けません！　私を産んでくれて、ありがとう。

飯田さんにはじめてお会いしたのは２０１６年の1月です。その日の集まりは、東京のある患者さんが発起人となって、広島市内で近隣の患者さんたちが集まって交流を図ろうというものでした。広島県内や山口方面から、10人近くの患者さんやご家族が集まりました。その中で、飯田さんにお会いしました。偶然にも、私の勤務する大学（広島国際大学呉キャンパス）のすぐ近所にお住まいでした。２０１０年、広島国際大学のオープンキャンパスで私が主催した、若年性パーキンソン病に関する講演を開催した時にもいらしていたそうですが、その時はお声掛けいただかなかったのでわかりませんでした。

知り合ってからは、お住まいが近いので、時々大学まで顔を出してくださっています。飯田さんは、手記にあるように35歳で発症、40歳で確定診断を受けましたが、なかなか受容することができませんでした。カウンセリングを受け、長い時間をかけてようやく病いを受け入れられるようになったそうです。現在は心理学を学びながら、ご自身の「使命」がなんなのかを問いかけつつ、それに向けて前を向いて歩んでいます。

結婚記念日のサイン

広島県　飯田恵美子

◆結婚、発症

私は28歳のとき大胆にも自分から「私と結婚すると楽しい生活が待ってるよ」と夫にプロポーズをし結婚しました。

子どものころ、大人になったら　恋愛をし、結婚、出産を経て　家族を持ち「お母さん」になることを夢見ていました。

ところが、結婚した夫は　家族は夫と私、ふたりだけの生活を望んでいたのです。

何度か夫婦で話をし、夫の気持ちを聞きました。

夫の話に納得した私は、子どもはいなくても　ふたりで楽しく暮らしていこう。

そう決心することにしました。

私の思いは夫へ話すことができず、そっと心の奥底へ蓋をしておきました。

数年の間、仕事と趣味を中心とした楽しい生活が続きました。

夫婦でスノーボードに夢中になり毎年冬の週末は雪山で過ごしました。

あたたかい季節は、私が作ったアクセサリーやストラップをもって、フリーマーケットに出店しました。

35歳の時、つらい出来事も起こりました。

若くして突然亡くなった二人の友人、知人の自殺、夫の会社の倒産。

どれも心穏やかではいられない出来事でした。

そのころから右手の震えがひどくなり、数年後には右足親指のしびれ。

さらに歩行障害が症状として現れはじめました。

このころの私は、自分の感情を押さえ込んでしまい、自分の意思とはまったく反対のことばかりしていました。

いい人でいよう、強い人でいようと必死でした。

それから5年後　40歳のとき、私に若年性パーキンソン病という病名が告げられました。

13年目の結婚記念日の1週間前でした。

◆心理カウンセラーとの出逢い

「私がパーキンソン病？　嘘でしょ　何かの間違いに違いない……」

私は、告知の1カ月前に、仕事で面識のあった心理カウンセラーの国弘幸子さんのことをふと思い出しました。

気がつくと彼女のカウンセリングを受けていました。

２年の間　カウンセリングは続き、人前では泣かない私が、国弘さんの前ではじめて思い切り泣きました。

彼女は、いつも私の気持ちを受け止め理解してくれて母のような存在でした。

そして病気である自分を愛することの大切さを気づかせてくれました。

国弘さんに出逢い、長い間、気持ちに寄り添い助けていただいたから私の今があると感謝しています。

感謝しても感謝しきれないほど……。

私のように病名を告げられた患者はこころの中が混乱しています。

普段明るく元気に生活していても　些細な言葉やきっかけで、不安や絶望感を感じ平常心でいられなくなってしまいます。

そんなこころの混乱状態から、ひとりで抜け出すことはなかなか難しいことなのです
信頼のおける専門家のもとへ通いカウンセリングを受けることは、体の治療と同じくらい大切なのではないでしょうか。

私は自らの体験でその大切さを知りました。

やがて私は、ひとのこころという形のない不思議なものを深く知りたくなり、国弘さんの元で心理学を学びはじめました。

その日はちょうど　15年目の結婚記念日でした

◆手紙と告白

今回の原稿の依頼の中で、私はある1通の手紙を書いてみました。

しかし、書いてはみたものの、この本には載せないでおこうと、一度は引っ込めました。

しかし、やっぱり今回、その手紙を公表してみたいと思います。

それは、夫が手記へ残すべきだと後押しをしてくれたからです。

それで、「自分の素直な気持ちを素直に表現しよう」と思えたからです。


「こころの中のわが子へ」

あのね、かあさんね、ずうっと嘘ついていたんだよ
ほんとはね、あなたを産みたかった
あなたと共に時を過ごしたかった
だけど　それ　言えなかった

何でもないことには積極的なのに　大事なことはいつもそう……

「言えないんだ」

かあさん、あなたに逢いたかったな
たくさん抱きしめたかったな

姿は見えないけど
こうして語りかけると　あなたを感じることができる
いつでもそばにいるんだね
いつでも逢えるね

家族は二人と決めたことに賛成した私は嘘をついていたこと。
本当は子どもを生み育てたかったこと。
実は、夫はこの手紙を読んで、私の真の思いをはじめて知りました。
そして、目にいっぱい涙をためてこう言いました。
「本当の気持ちを言ってくれてありがとう」
私は、
なにも言葉がでませんでした。
お互い目に涙をためてただただうなずいているだけで充分でした。
夫は現在、整体師としてパーキンソン病を改善する勉強をしています。

そのきっかけは、カウンセラーの国弘さんから、「整体の勉強に通うので飯田さん、そしてよかったらだんなさんも一緒に通いませんか」と誘われたことからでした。

私のことを心配し、夫も一緒に通うことになりました。

それは、17年目の結婚記念日の3週間前でした。

もともと整体に興味があった夫は熱心に勉強し、日々成長を続けていきました。

先輩の整体師の方々、からだとこころの結びつきを教えてくださった講師の先生方がいてくださったおかげで、ここまで成長できたのです。

そして夫は1年後「修師」という認定をいただいたのです。

◆使命

私は、今年で48歳になります。
40数年間生きてきて、やっと気づいたことがあります。
それは、ひとはみな「使命」というものを持って生きているのだと。
何に命を使うかはひとそれぞれで、
その何かを見つけること、それに応えることのために、
私たちは生きているのじゃないかと。

母になりたかった私は、母になれませんでした。

私の「使命」は　出産、子育てではないようです。

そして、若年性パーキンソン病になるために生まれてきたわけでもないようです。

では、何が私の「使命」なのでしょうか？


パーキンソン病という病いになったこと。

心理学を勉強していること。

夫が整体師の道へ進んでいること。

もしかして、これらはすべて繋がっていて　ある目的へと進み出しているのかもしれません。

なぜなら、すべては2年ごとの結婚記念日にはじまるというサインを私たちに送っているからです。

そして私の人生に大きな影響を与えてくださった、カウンセラーの国弘幸子さんと出逢ったことも、大きな意味があることではないかと感じています。

間もなく19年目の結婚記念日がやってきます。

使命がなにかということがわかる日が近づいているのかもしれません。


「人間は人生から問いかけられている　私たちがどんなに人生に絶望しようとも、人生があなたに絶望することは決してない、誰かやなにかのためにできることがきっとある」

V・E・フランクル

ひなた選んで歩けば　思い出す優しい人
不自由なわたしに
「手も心もあげたい」といってくれた人よ

さくらさくらさくら
選べないかなしみに　人は泣く
さくらさくらさくら
「生きてごらん」
声がする

さくらの花が降る
さくらの花が舞う
あなたに包まれているような
さくらの花が降る

～「さくら降る」ｂｙげんきなこ～

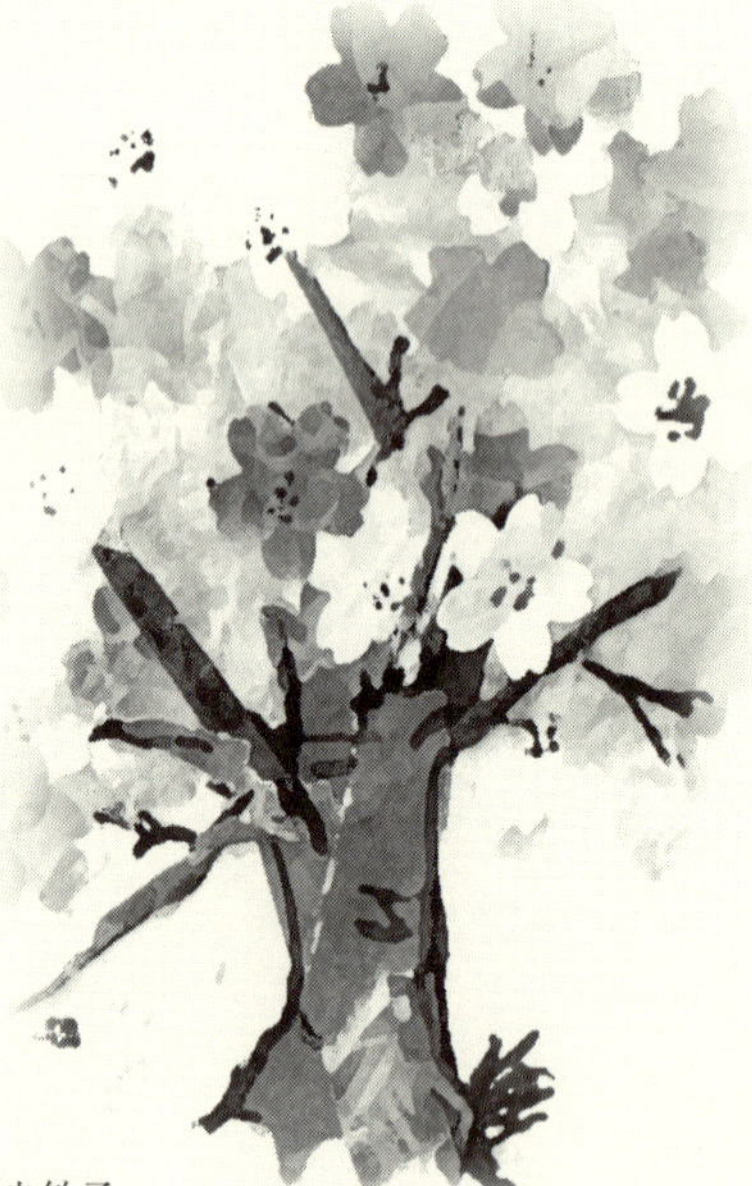

新聞ちぎり絵：世良敏子

元気さんは、40代半ばでパーキンソン病になりました。重たい現実をどんな風に伝えたらよいのか、すぐには両親にも知らせることができませんでしたが、いつまでも黙ってもおれず、ようやく電話で私の母に伝えたとき、母は一瞬絶句して、「手も足もみんなあげたい」と言ってくれました。

やり過ごすだけでいっぱいだった毎日を励ましてくれたのは、今振り返れば、泣きたいような両親の優しさであり、不思議なことですが、この世の人ではない祖父母の存在であったような気がしています。

今でも桜の木の下に立って見上げると、生きている人と逝った人、病気であること、健康なことなど、さまざまな境界があやふやに融けていくような不思議な感覚にとらわれます。

大丈夫、生きてごらん。そんな声なき声が、降りしきる花びらの中から聴こえてくるような気がしています。

「さくら降る」は、そんな風に生まれた歌です。

（音楽ユニット「げんきなこ」きなこ）

安井さんの病名は、本書の中では唯一の「パーキンソン症候群」です。パーキンソン症候群とは、何らかの原因によりパーキンソン病と同じような症状を呈する病気であり、安井さんの場合は、水頭症に関連するものであろうことが推測されます。30歳という若さでの発症ですから、他の若年性パーキンソン病の人たちと抱える問題はまったく同じであるといっていいでしょう。むしろ、いつまた水頭症が再発するかわからないので、より深刻な病状といえるかも知れません。

安井さんが今回この原稿を書こうと思ったいちばん大きな理由は、病気に罹患してから、大変なことも多々あったけれども、「母はいつまでも君を愛しているよ！」というメッセージを息子さんに残しておこうと思ったからとのことでした。またいつ脳圧が上がり、意識を失うかわからないので後悔しないように、「遺書」として息子さんに伝えたいことを書いておきたい、という思いがこもっているそうです。

さらには、「この文章はいつか息子が大きくなって息子自身が読んだとき、自分の母が書いたとわかってほしい、だから、是非とも本名で出したい」とのことでした。

また、この原稿のタイトルを決めるとき、安井さんは「病気という名のプレゼント」という題を提案してきました。理由を尋ねると、「病気になってから見えてきた人間の本質のようなものや、出会った人や物はまさに神様からのプレゼントだと思っております」「もしかしたら、同病の方からは不謹慎だとかなりご批判いただくことになるかもしれませんが、タイトルはこれかなと思いました」とのことでした。

そんな安井さんの深い思いがつまっている原稿です。この原稿が「遺書」などになることなく、これから後もご主人と仲よく、元気に子育てを続けていってほしいと思います。

病気という名のプレゼント

北海道　安井幸世

◆病気になるまでに

母はもう亡くなっているので詳しくはわからないが、私は２歳の時に川崎病に罹患し入院。そのため両親は、体の強い子どもに育ってほしいと、私に色々なスポーツをさせることにしたと聞いている。中でも、小学校４年生からはじめた水泳は高校を卒業してもなお続けていた。

成人してから就職がうまくいかなくて、アルバイトでスイミングインストラクターをして生活していたが、いつのころからかなぜか頭が痛くて生活がままならなくなってしまう。夜も眠れない日々が続いたため、途中、間違った、安易な対処方法。お酒と薬の力を借りて眠るようになった。それでも眠れない日々が続いていたため、一人での生活ができなくなってしまった。

　一人暮らしを断念し、実家に帰省、両親には「不摂生な生活のせいだろう」「太陽が昇るとともに起きて沈むとともに寝なさい」「生活習慣を直しなさい」と言われながら、実家から通える地元の職場へ就職した。

　それにしても、あまりにも頭が痛いのが収まらない。そこで、当時母の通院していた大きな病院へ連れて行ってもらい受診することにした。受付で受診する科をどこにするか決めるための看護師の問診では「ストレスじゃない？　ニキビもひどいし……」と言われてしまった。カチンと来て本来の性格と頭の痛さが相まって「ストレスでもなんでもいいから、この頭の痛みをなんとかしてほしい」と怒り気味に話すと、少し呆れられ、馬鹿にしたように「一応頭が痛いから写真を撮ってみたいということですね？」と言われ、頭部レントゲンとCTの撮影をしてもらった。

　待合室に戻り椅子に掛けて待っていると、看護師が顔色を変えて迎えに来て、一人で診察室へ入った。医師に「この病院までどうやってきたの？」と聞かれたため「母に送ってもらって車で来ました」と話すと、母を呼ぶように言われ、母と二人青い顔をして診察室へ入った。レントゲン写真を見せられ、当時の母曰く「頭の中に大きなチョウチョがいる」という状態で、医師からは「脳みそが脳髄液でつぶれている。この、白い部分が脳みそで、黒いところが水です。大体半分くらいつぶれているけど、よく立っていられるね」と言われた。すぐに入院するよう言われたが、「仕事をしているので入院の準備をしてから入院する」と、呆れ顔の医師と看護師を後に、一度家に戻った。何かあったらすぐに救急車で来るようと言われての帰宅だった。

入院準備を済ませ、翌日朝一番で入院した。1週間の検査の結果、どうやら、脳幹のところで詰まっていて髄液が体に回らず、頭にたまってしまっているという状態だった。脳幹を手術することはできないとのことで、やむなく右側頭から右腹腔にかけてシャントチューブを入れ髄液が流れるようにする手術をした。病名は水頭症だった。

当時26歳、当たり前のように将来子どもをと望んでいたので、退院後に医師に出産について尋ねたとき「え？　出産するの？　結婚してたっけ？」と返され、おどろいた。「将来子どもを望むことはおかしなことなんだ」と半ばあきらめ、当時お付き合いしていた方とも入院を機にお別れしていたため、「もう結婚も出産も無理なのかもしれない」とその時思った。

それでも、子育てはしてみたいとあきらめきれず、保育士の資格を持っていると結婚していなくても里親になれると知り、仕事をしながら独学で保育士の資格を取得した。書店で参考書、問題集を手に取り、2年かけて保育士試験に挑んだ結果合格し、保育士としてもう一度一人暮らしをはじめた。

◆悪夢、そして感謝

保育士の資格取得直前に母を病で亡くした。とてもショックを受けつつも、勉強中に出会った彼と、保育士として働きはじめるとほぼ同時期に一緒に暮らすようになった。

ところが、同じ時期に、いつのまにか目をつぶってしまっている、トイレが我慢できなくなっているという症状が現れ、ひどくなっていった。勤めていた保育所からも、「大切なお子様をお預かりしているので、体に不具合を抱えた現状での仕事は無理だ」と言われ、やむなく退社することになった。保育所を辞めてすぐに、彼に下の世話をしてもらわないといけないほど症状が悪化し、大人用のオムツが必要なほどになってしまった。悔しいが、人間として最低限のことすらもできない日々を過ごしていた。

明らかに何かがおかしいからと、色々な病院で検査していたが、原因がわからないと帰される日々が続いた。脳外科で私の頭の手術をしてくれた医師に診てもらったのをスタートに、いろいろな総合病院への受診を繰り返した。大体が普通の総合病院への受診だったが、一度は無動の状態になり、食事も排泄もままならない状態になってしまい、受け入れる病院がないと、精神病院へ回された。記憶もおぼろげで定かでないが、少ない記憶と彼の話を総合すると、その精神病院では、窓に鉄格子のある個室へ入れられていたらしい。部屋の外からカギをかけられた状態で、彼が面会に来るときも、自殺防止のため、紐靴からスリッパに履き替え、紙、ペン、ナイフ等、自傷行為または自殺に使用できる物品は持ち込まないように、持っている場合はナースステーションに置いておくよう言われていたそうだ。

食事をとることもままならなくなっており、食事に手を付けずにいると看護師に「なぜ食べないの？よくなりたくないの？　食べないとダメです。食べてちょうだい」と言われ、すべてのおかずをお味噌汁の中に入れられ、ぐちゃぐちゃの猫まんまにされ手渡された。思うように動けない、しゃべれない私にも感情はある。怒り狂って、唯一動かせた手を動かし看護師に箸を投げつけたように記憶している。やがて、その病院でも原因がわからないと言われ、追い出されるように退院した。

当時、彼がつけていた記録が残っている。その小さな薄いノートは、今、私の大切な宝物になっている。

内容は、私の大切な宝物なので秘密にしたい。が、少しだけ紹介すると、徐々に私が、人としての形を失っていく様子が克明に記録されている。目が開かない。涎。失禁。立てない。歩けない。動けない。体の痛み。結婚もしていない女の世話を彼は本当によくやってくれたと感謝しかない。

話を元に戻す。精神病院を退院後のある日、再び意識をなくして風呂場で転倒した。彼が「この状態で、もう一度大きな病院に無理にでも診てもらう。それでわからないならあきらめる」と救急車で大学病院へ搬送してもらい、そのまま入院となった。以前にも、その大学病院では一度診ていただいていたのだが、その時は原因がわからないと帰されていた。

しかし今度は違った。その大学病院の神経内科で今の主治医をしていただいている医師に、ようやく「パーキンソン症候群」であると診断された。ちょうど30歳の年だった。

原因不明で自分のどこがおかしいのかすらわからない状態で、将来どうなるかわからない不安に侵されていた自分は、その病名を告げられた時とても嬉しかった。妹と筆談で会話していたノートにも、病名がはっきりしてほっとした様子がよろよろした文字で書いてある。映画で見て聞き知っている病名だったし、なにより病名がある、同じ病気の方がいる、お薬がある、ということにほっとし、喜ばしくなったのを覚えている。

L-ドーパはよく効き、今、普通に仕事をつづけながら育児をする私を見て、病気だと思う方は誰もいないと思えるほどの回復をもたらしている。

◆妊娠までの道のり

発病する直前に出会っていた彼とはその後もなぜか続いた。何度も救急車で病院へ運んでもらったり入院手術したりという日々を繰り返していたにもかかわらず。お付き合いが1年を過ぎるころから、やはり出産育児をあきらめきれなかったこともあり、私からプロポーズし続けること6年。パーキンソン症候群と名前を付けていただいてから6年が過ぎていた。

初産だとぎりぎり高齢出産という36歳を迎えていたので、彼には申し訳なかったと思っているが、月に一度の神経内科の診察の際、彼には内緒で産婦人科を受診した。そこで、産科の先生に「今現在パーキンソン症候群ということでこの病院の神経内科で診ていただいています。L‐ドーパを服用しており、妊娠したいので胎児に影響が出ると聞くアゴニストをやめました」「2歳の時に川崎病を、26歳で水頭症を患い、今現在右側頭から右腹腔にかけてシャントチューブが入っています。この状態で妊娠出産に耐えられますか？」と聞くと「薬に関しては『妊娠とお薬外来』というものがあって、そこで調べないとわからないのでそちらで詳しく確認します。身体的にはとても健康体だから、問題ないよ」と言われた。さらに、「子どもに何らかの影響があるでしょうか？」という質問には、「子どもに影響が出る云々は、どんなに健康な女性でも出る可能性がある。お薬に関してはどうやら胎児に影響のあるアゴニストを飲んでいないようなので心穏やかにしていなさい。お母さんの気持ちがいちばん子どもに影響するからね。あなたのカルテはすべてこの病院にあるから、何かあったらすぐに担当の科に回してあげる。そこは心配しないで、産むならこの病院で産みなさい」ととてもうれしいお言葉をいただいた。

喜んで彼に報告をしようと思っていたが、報告する前にまたしても突然意識を失い、昏睡状態での入院になってしまった。当初は意識もないため、食事ができないので鼻から管を通していたり、お手洗いにも行けないので尿道カテーテルを入れられていたり、点滴の管がつけてあったりと、管だらけになっての入院生活だった。間もなく、原因は頭からおなかにかけて入れてあるシャントチューブの不具合だとわかり、すぐに右側頭からチューブを抜き、左側頭から新しいシャントを入れなおす手術をした。頭以外は元来健康体の持ち主だったため、術後は目覚ましく回復した。車いすでの移動しかできない時期もあったが、部屋でじっとしているのが嫌で、病院内を探索していたため、動けるようになるのも早かった。退院に向けてのリハビリとして、歩く練習、階段昇降の練習、料理の練習、文字を書く練習、話をする練習などを実施し、３カ月で無事に退院した。

帰宅後、産婦人科で言われたことを彼に話すと、「お前は自分がこの状態でも子どもが欲しいというのか？　育てる自信はあるのか？」と聞かれた。私は、「子どもを私一人で育てられるとは思っていない。周りの人みんなに育ててもらうつもりだから、できないことはなにもないと思っている。もちろん授かることができるのなら欲しくてたまらない」と話した。彼も「一人で育てられると思っていたならあきらめてもらおうと思っていた。かわいそうだけど、障害児が産まれるとわかったらおろしてもらう。それでもよいのなら一人だけなら作ろうか？」と答えてくれた。私にはなぜか「大丈夫！」という自信があったため、その条件で了承した。

そして未来の我が子に、彼と私を親として選んでいただいたのでした。

後に知ったことだが、彼は子どものことも心配だったが、なにより私の体に負担がかかることが怖かったのだそうだ。30歳から同棲を続けていて、妊娠がわかってすぐに結婚したので、「できちゃった婚」ではなく「つくっちゃった婚」になったのでした。

◆出産まで

それまでものすごく正確に来ていた生理が遅れ、これはもしかしてと一人喜んでいたとき、彼は「そんなに簡単に妊娠なんてしない」と話していた。しかし、昔から子どもが欲しくてたまらなかった私は、婦人科のメンテナンスは万全だった。例えば、高校時代ミニスカートが流行っていたが、毛糸のパンツで腰回りを冷やさないようにしていた。だから、「絶対に妊娠しただろう」という自信をもって市販の妊娠検査薬で調べた。結果、所定の時間を置く間もなく、妊娠を示す縦線が出た。喜び勇んで彼に報告！

その後、『妊娠とお薬外来』で詳しく話を聞き、生活も変えないといけないと、家賃の安い家に引っ越しをした。その際、自身が病気でまだ結婚したばかりで、「子どもを育てるということをなめている」と色々な方からお叱りを受け、中には「堕胎して生活が安定してからもう一度作ればいい。本来自分がそんな病気なら無責任に妊娠なんてするものではない！」と言われ、とても傷ついた。

本心は「私の年齢だと高齢出産になります。これがラストチャンスだと思っています。それに、私に人殺しになれというのですか？　子どもを殺せというのですか？　おなかの子どもに聞こえているんですよ?」と激怒していた。「みていろ！　やってやるさ!!」と出産に向け、順調に生活を子育てモードに変えていった。

13週目にエコーの写真判定だけではあったが、子どもに障害があるかどうかの検査をし「問題は、今のところない」と診断していただいた。旦那には羊水検査もするように言われたが、「絶対に大丈夫。私に育てられない子は私を親と選んで私のお腹を選んできたりしない」という根拠のない自信から、流産の危険のある羊水検査はしたくないと拒否し続けた。もちろん心配はあったし、旦那も「障害者二人の世話をしながら仕事をするなんてできない」と不安だったと思うが、もし私のお腹を選んでくれたのだとしたら、それは「私と彼に育てられる」ということだと思っていた。

先述したように、私はある日突然意識を失い倒れ、何カ月もの入院という経験をしてきたため、「今、できることを思い切りやろう」と決めていた。知り合ってから二人で子どもを授かる覚悟をし、ようやく授かった命。その後も、順調に妊娠生活を進めていった。

結果、39週と1日目でお印が2日続けてあり「おかしい」と病院へ電話した。病院でも、「診察日の前日だが用心のため診察する」と言ってくれたので、その日の午前中に受診した。診察の結果「子宮口がそこまで開いていないからまだ大丈夫。だけど頭はすぐそこにあるから、何かあったらすぐに来るように」と言われて一度家に帰された。本人も旦那も「帰されたのだから大丈夫なんだ」と、子ども用品の買い出し、特定疾患の手続き等済ませ帰宅した。

◆出産、そして現在

ところが、帰宅したあたりからお腹が痛くなって、横になっていないといられない。晩ご飯は昨夜の残り物で勘弁してもらって、ベッドにもぐり横になっていたが痛みが引くどころかどんどん痛くなっていく。晩ご飯を食べた後で我慢の限界になり、病院へ「おなかが痛い。だけど午前中にも行っていて帰されているので、また行って帰ってこなければならないのなら行きたくない。入院させていただけるなら行く」と電話したところ、病院側は「午前中はまだ子宮口が開いていなかった」とはじめ渋ったが「部屋も空いているし、パーキンソン症候群ということもあるので入院できる準備をしておきます」と言われた。それで旦那に「入院グッズをもってもう一度病院へ行って診察していただきたいから、病院へ連れて行ってほしい」と頼んだ。

病院に行くと、「午前中より子宮口が開いています。そのまま分娩室で様子を見ます」と言われたので、分娩台の上で強くなる痛みを「フーフー」言いながらなんとか耐えた。旦那は「初産でその日に産まれてくるはずがない」と考えていたようで、しばらくして「明日仕事だから帰る」と言いだした。看護師に「付き添い出産ではないのですか?」と聞かれ「そうです」と答えた。看護師は「このままだと朝方4時ごろには産まれるでしょう」というので、やっぱり付き添いを続行してもらうことになった。私自身は看護師に「苦しかったら声を出していいんですよ?」と言われたが、亡くなった母から「お産の際声を出すと力が入りづらくなるから子どもがつらくなる」と聞いていたので、黙って痛みと戦っていた。旦那は看護師に手渡された団扇であおいでくれていたが、予想よりだいぶ早く当日の23時44分、「いきんで!!」の声と同時に旦那の手が止まった。一番団扇が必要な時に動いていない状態だった。そしてその直後、息子が元気な産声を聞かせてくれて、とても安心した。看護師には「痛みに強い人なんですね」と言われたが、お産の後の後産、切開部の縫合時は痛くてたまらなかった。

３２５５グラムの大きな男の子で、産まれた時から割としっかりしているため、新人母親の私でも比較的楽に育児ができている。

神経内科の医師も「初産なだけに、出産に時間がかかるだろう。10数時間もしくは20時間以上かかる人もいるので、途中、薬の効果が切れるようなら点滴でなんとかします」と言ってくれていたが、そんな心配をよそに、この子は産まれてきてくれた。私たちが親でいいと選んで私のお腹に来ただけのことはあり、しっかりお薬の切れる時間も計算してくれていたのだろう。

今もだが、１日の最後に飲む薬が23時になっているので、薬が切れることなく出産に挑むことができた。出産が早かったのも、妊娠中、臨月に入っても１日30分以上歩いていたおかげのようだ。

ありがたいことに今のところ息子にはなんの影響も出ていない。しいていえば、薬の影響で完全母乳の育児ができていないため、月齢の低い時から風邪をひかせてしまっているように思う。しかし、障害などはまったくない、愛想のいい元気な大きな男の子になっている。

お薬は妊娠中から今までマドパーとコムタン、発売されてからは、スタレボ錠Ｌ‐１００を服用し続けながらの妊娠・出産・育児になっている。

◆現在、そして未来

現在、夜中の授乳のみ母乳、昼間はミルクで育てているため、母乳の免疫が弱く、風邪その他いろいろなウイルスに罹患している息子だが、体重は6カ月で9・1キロ、もう米袋と同じになりつつある。ズリバイがはじまり、5センチくらいの段差なら平気で乗り越える。目を離すことができないほどよく動く元気な男の子だ。

生活もなるようになるもので、息子に新しいお洋服は買ってあげられないが、会社の先輩お母さんから譲っていただいたお下がりや、児童会館でいただけるお下がりでまかなっているため、妊娠した当初言われたほど大変な育児、生活にはなっていない。それにしても成長が早く、あっという間にサイズアップしているので、まともに新品のお洋服を買い与えていると絶対に生活できなくなっているだろう。息子には「お下がりの中でおしゃれしようね」「大きくなって自分でお洋服買えるようになったら好きなだけ買いなさいね」と話しかけている。

旦那は我慢しなければならないことがたくさんあるようだが、私自身は子どもについてある程度勉強していたこともあり、子どもに合わせた生活を苦痛とはまったく感じていない。パーキンソン症候群には睡眠が欠かせないとのことで担当医も心配していたが、まったく問題なく育児ができている。生活リズムが整っているため、今のところ夜泣きもない。

将来きっと息子は母が病気ということで苦労することになるだろうが、どうしたら生きていけるのかしっかり教えておかないといけないと思って子育てに挑んでいる。

理想は、「サザエさんのカツオ君」のように、どんな環境でも生きていけるたくましく元気で賢い男になってほしいと思っている。母がなにもできない人間なのできっと自分のことは自分でできる男に育つことと思うが、「あまりになんでもできると嫁に来てくれる人がいなくなってしまうからね」と話している。

目下食べず嫌いをなくしたいとの考えから、親の私が何でもおいしくいただいて息子に見せびらかしながら「これはピーマン！　いいだろ〜！　おいしいんだよ〜！」と言いながら食べている。食べ物も好き嫌いせず、人生もできないことはなにもないという考えで、やり方は他の人とは違っても、結果同じになる方法を考えられる人間になってもらいたいと思っている。私自身が、「やらないでする後悔よりやってしまった後でする後悔のほうがきっといい」と思っているので、今後もどうしたらできるのか方法を考え、周りのたくさんの方からお知恵を拝借して、やりたいことをやってしまう人生を私自身が実践していこうと思っている。

どうか、「子どもを」と考えているご病気の方は、ご自身の体のことももちろんだが、両親ともに子どもについてと、お住まいの地域の子育て情報をしっかり勉強していただきたいと思う。そうすると子育てもそんなに大変ではなくなる。今はこの上ない幸せを息子からいただいている。

本当にこの子に親にしていただいたことに感謝している。この先どんなことが起こるかわからない。だが、それは病気・健康関係なくついて回る問題だと考えているので「なんとかなるさ！　なるようにしかならないさ！」で乗り越えていこうと思う。

それに、なにもない人生はきっとつまらない。不謹慎なのはわかっているが、私はきっと、乗り越える壁のない、平坦な人生を過ごせる人間ではないのだと思う。「乗り越える壁があるからこそ生きるのは面白いんだよ」と息子に言える人生を送りたいと思っている。

◆医療関係者（とくに看護師）・患者ご家族の皆様へ

この病に罹患する前までに、私は病院という場で人間性を疑われ、すべて、「ストレス」と片付けられ、大変嫌な思いをしてきた。そのため、病院という場にものすごく不信感を持っており、本当ならできるだけ行きたくない場所である。

この病を発症し2回の約3カ月の無動（意識のない状態）での入院生活で、思ったことがある。

この病に限らず、患者はいつかその病気の自分を受け入れ、そこから先の人生を歩かなければならない時が来る。私は長時間難しいことを考えられないため、今自分にできる最善を考え、その先の人生を設計する頭に切り替えている。

入院中こんなことがあった。

どうしても嚥下機能の回復がままならず、その病院に入院できる限界の3カ月を迎えてしまうことになりそうなので、食事をするリハビリをしてから退院（他医院へ転院）するよう言われた。私は入院している6階のカンファレンスルームで説明を受けた際、「絶対にこの病院から家に直接退院したい。他の知らない病院へ転院するなんて嫌だ。この病院で入院が伸びるのなら頑張れるが、知らない病院へ行くなら頑張れない。いやだ！」と、フロア中に響き渡る大声で泣き叫び、大暴れした。午前中早い時間のお話だったが、その後のリハビリ・検査の予定をすべてキャンセルして泣き続けた。

　当時の彼、今の主人に怒られようとも、隣のベッドの方に慰められ「リハビリはさぼっちゃダメよ」と言われようとも、泣きやまずに、体中の水分がすべて出るのではないかというほど、泣いた。しかし、どれだけ泣いて叫んでも、医師から退院延期の言葉は出てこなかった。

　彼には「あきらめろ。いい加減にしろよ。今のままなら、もうどうしてもどうにもならないんだからギャーギャー騒がないで転院してもいいだろう?　なにもしなくてもいいんだから入院生活もいいもんじゃないか!」と一喝された。今考えれば、その言葉が私にとっての切り替えスイッチになったと思う。私はすぐに、「今のままなら、退院できないならば、嚥下機能を後1週間で回復させたらいい。そのためにさて、どうしよう」と考えた。

　そして次の日、前の日に医師と一緒に説明してくれた看護師さんが、どんな顔をして私に会えばいいのか、なんと声をかけたらいいのか、というような感じで恐る恐る部屋に入ってきた。

　看護師さんに「……おはようございます……」とあいさつしてくれた直後に、私はパンパンに腫れた目で「おはようございます。私はどう頑張ってもこのままこの病院から直接家に退院することはできないんですね?」と聞いた。

　看護師さんは「……はい。今のままでは無理です」と答えた。今できる私の最大限の抵抗が一日中泣き続けることだったが、やはり退院延期はできないんだと納得した私は、次のようにお願いした。

「わかりました。どうしてもこの病院から直接家に退院できないのですね……。それならば、嚥下の機能回復のリハビリでよそに入院しなおすのですから、せめて食事のおいしい病院にしてください。まずいご飯でリハビリするのはいやです。お願いします」と言い放ち、大いに呆れられた。その看護師さんは、患者の少しの「好き」に気が付き、世間話をしながら私と人間としてお付き合いしてくれた方なので、ふつうならとんでもないと思われるような要望も話すことができた。

私のような人間は、最後は自力でなんとか病気を受け入れることができた。でも、そうでない方は、医療関係者ないしご家族の方に、病気を受けいれ、その体で今後を生きていくという頭に切り替えるスイッチを押してもらえるととても助かるのではないかと思う。患者のそばにそういう人間が一人でもいてくれることを願っている。患者の近くにいる、看護師、またはご家族の方がその役割を担うことが多いと思う。

どうぞ、看護師のみなさんは、世間話をしながら患者一人一人の人となりをよく観察して下さい。そして、切り替えスイッチを押していただける方が一人でも多くいることを望みます。私のような人間は稀だと思う。自分で、そのスイッチを押せる人間は大丈夫でしょうが、探せない方もたくさんいらっしゃるように感じている。どうぞ、患者の切り替えスイッチを探し、一緒に押していただける看護師やご家族の皆様がたくさん生まれますように。

◆息子へ（ラブレター）

病気の母があなたの母です。周りのお友だちとは違うけれど、違うからこそ楽しいんだよ！　世界でいちばん愛しているし、いつまでもあなたの応援団でいます。さぁ、これからいったいどんな時間を君は過ごすだろうか？　どんなことが起きても、最後に「よくやった、いろいろあって楽しかった」と言える時間を過ごしてね。もちろん母も全力で母の人生を全うします。君に出会えて本当によかった。君に親として選んでもらって「とと」も「かぁちゃん」も本当にうれしいんだよ！　産まれてきてくれて、「とと」を父親に、「かぁちゃん」を母親にしてくれてありがとう。いっぱい楽しもうね！　愛しています！

松尾さんとは、まだ彼女が大分にいた４年ほど前に、大分の別の患者さんからの紹介で知り合いました。若い頃から走り屋系の車が好きだったそうで、はじめて会った時もとても活動的な印象だったことを覚えています。

そんな見た目とは裏腹に、松尾さんは、現在まだ40代半ばでありながら、罹患期間は30年を超えています。原稿にあるように、はじめの10年くらいは診断名もつかず、学生時代の苦悩は大変なものでした。やがて成人し、結婚してからも多くの苦労をしてきました。４年前、私がはじめてお会いした時は、まだ離婚してからそんなに年月が経っていなかったのですね。今回の原稿を書くにあたり、昔のつらかった時代のことを思い出してくださり、大変申し訳なく思うとともに心より感謝申し上げます。

しかし、今の松尾さんはとても前向きで、原稿にあるようにやりたいことがいろいろあります。そして、それはかなり実現しつつあります。

現在、松尾さんは、就職支援の作業所で、来るべき就業をめざして技能訓練を受けています。さらに、長崎県内の「パーキンソン病患者と家族と支援者の会」という会で運営の手伝いもしています。そしてなにより、この本が出る前にめでたく結婚されたとのことです。これまで苦労してきた分、松尾さんの未来に幸せがたくさん訪れることを願っています。

今、前向きに！

長崎県　松尾美穂

私は、今44歳です。今回こうして原稿にする機会をいただきましたが、思い返してみますと、多分12歳の時から心の奥の方で、この病気のことを知ってもらいたいという思いを重ねてきたような気がします。では、12歳のころから今までの、病気との向き合い方、私の気持ちの持ち方、行動のことから紹介します。

◆発症、そして診断

私は昭和46年、大分の生まれ。小学5年生までは何の不安もなく過ごしてきました。12歳といえばいろんなことに夢を抱く年頃です。しかし私は、そのころからカラダの不調を自分で感じはじめていたのです。はじめて違和感を感じたのが、小学6年の冬のマラソン大会のゴール直前だったと記憶しています。右足の指が内側に曲がり込んで走りにくく、はじめて起こったことに「なんだ？　なんだ？」と、不安を感じました。それからは、遠足の時など長い時間を歩くと、右足首から内側に曲がり込むことが起こるようになりました。

そのことは、親にも知られてはいけないと思い込んでいたので、隠すことばかりに気を使っていました。

なぜ親に知れたらいけないと思ったのか、それは幼いながらも、親に心配をかけてはいけないと思ったからです。

このころから、私は生きていく中でチャレンジをしない自分になりはじめたのでした。そのような自分でしたが　心のどこかで、いつか「生きていてよかった」という日が来るかもしれないと思い続けていました。


中学生時代は体調のことを知られたくなかったので、なるべく人と関わることを避けて生活していました。親に相談することも、病院で受診することもありませんでした。

その後高校へ進学しました。高校入学を機に、自分の考え方を変えられるかもと考えました。しかし、体の不調は続き、そのせいにしてできることからも逃げてばかりでチャレンジさえしませんでした。それでも、自分の身体が、なにかわからない病魔に蝕まれているという不安はありました。

その時は、病名はわからなくても、「それに負けない」と、私なりに考えていたように記憶しています。病名がわかっていない時期だったので、薬は飲んでいませんでした。

高校を卒業して就職することになり、就職先へ診断書を提出するために、近くの病院へ行き診察してもらいました。

その時に、はじめて病名がつきました。「突発性振動病」という病名でした。しかし、自分では「この病気じゃない」と思ったのでまったく受け入れられませんでした。ですから、出された薬は飲みませんでした。薬を飲むことが許せなかったからです。この状態の自分を受け入れていなかったのです。

カラダの不調のはじまりと同時に、生きづらさをいつも感じていました。なにもかも身体の不調のせいにして逃げていました。思いっきり身体を動かして思いのままに運動をしたりすることができないことがいちばんつらかったです。時間は止まっていません。

高校卒業後、就職で三重県に移りました。3年間紡績会社で働きながら短大へ通い、保育士の資格をとりました。そして、大分へ帰ってきて、車の免許をとってから大分医大へ検査入院しました。その時21歳。やっと病名がつきました「若年性パーキンソンニズム」でした。それから、薬での治療がはじまりました。

その時はパーキンソン病が治ったのかと思うほど、薬がよく効いていて、以前の私を取り戻したように動け、働くこともできました。一気に青春？　が来たようでした。その後3年間は、ガソリンスタンドで働くことができました

◆結婚生活

恋愛については、「縁があったらしたい」という感じで、自分から積極的に探すことはしていなかったように記憶しています。若い頃は、病気の症状もそれほど出ていなく、薬を飲めば普通の人と同じように仕事もできて、一時期は治ったのかと思うくらい元気でした。

23歳のころ、ある人の紹介ではじめての恋愛？　をしたのです。相手の方が「病気は関係ない」と言ってくれたので、付き合うことになったのです。

でも、あまり思い出したくないことばかりです。「恋愛って、楽しくないなー」などと思っていながらも、その方と、2年のお付き合いを経て結婚することになりました。25歳の時でした。

結婚を決めた理由は、相手が「病気なんて関係ない」と言ってくれたこと、それで結婚を決めたので、その人を好きだから結婚を決めたのではないことは自覚していました。私は、「病気を受け入れてくれた」、ただそれだけでその方と結婚したのです。翌年には、出産して母となりました。26歳でした。

しかし、いい家族になるはずが、ある時の夫のなにげない一言によって私は心を閉ざしました。そのせいもあって、やがて夫婦の会話はなくなり、私の病気の症状も徐々にコントロールができない状態になっていきました。

そんな私を見ると、夫は腹が立つのでしょう。動きの悪い私に対し、召使いのように上膳据膳の毎日。夫の機嫌を伺いながらの毎日。耐える毎日。それでも、子どものためにと思って、15年間結婚生活を続けました。

やがて、別れる直前に、家事もままならない私に、夫から言われた言葉があります。

「お前のせいで、俺は鬱にさせられた。すべてお前に振りまわされた」

「お前は、家族を支える気持ちはあるのか?」

そう言われて、即答で、「すみませんが、私にはもうそんな気持ちはありません。私には家族を支える力はありません」と、伝えました。

そしたら、即「実家へ帰れや！！」

「病気なんて関係ない」という言葉の真意は、「俺は病気のことは理解しない」という意味だったのではないかと理解しました。そして私は、15年間の結婚生活を終わりにしました。ただ、子どもには「申し訳ない」「至らない母親だったな」と、今でもとても反省しています。

15年間の結婚生活で、楽しいと感じたことはほんのわずかだったのではないでしょうか。家族の中で悪いことが起こるのは、全て私の病気のせい。もう修行のようでした。どん底……。家の中を這って移動して、用事をお願いしたら、舌打ちして、嫌々ながらどっちゃんガッチャンして、やってやったというように、機嫌の悪いこと。

私が悪い。病気だから。離婚したいのに。結婚生活は忍耐。いろいろと言われ続けもう限界。「自分らしく生きる」と決めて、39歳の時に逃げるように実家へ帰りました。

その後、元の夫はもちろん、今年19歳になるはずの子どもともまったく連絡を取ることもなく、今どうしているのかもわかりません。

◆これから

今、44歳だけど、やりたいことがあります。

①今まだ動ける時に同病者同士で交流のできる場をつくりたい

②この病気のことを話していきたい

③人のために何かお役に立てることを見つけてやり続けていきたい

この病気だから、なにもできないのではない。この病気だからこそ、できることがあると私は言えます。綺麗ごとと思われるかもしれませんが、この病気のおかげで色々な経験ができています。もう、病気のことを恥ずかしいと思っていたころの私ではありません。歩き方がおかしいのも症状、ジスキネジアも症状、私は若年性パーキンソン病です。

12歳の時には、人生を諦めていました。でも、4年ほど前の年末に姉から言われた言葉があります。「もう、いい加減　病気のこと受け入れたらどうなん?」

その言葉を聞いて、私はもったいない時間を過ごしてきたことに気づかされました。でも、姉が言うには、私には、「この時間も意味があって、必要なことやったんよ」と、いうことなのです。その言葉で、やっと受け入れていこうという覚悟ができました。心が前向き、心が元気、になれば少しずつ今まで回らなかった頭も回り、考えられるようになります。それからは少しずつ行動もできるようになり、自信と度胸もつきました。

薬のおかげで昼間は、動ける体にしてもらっています。4年ほど前、長崎北病院で薬の調整とリハビリを目的として、111日間の入院生活を送りました。そこで、薬の飲み方の大切さとリハビリの大切さを学んできました。筋トレ、ストレッチは大事です。

入院生活では、薬の効いていない時のオフの状態ではじめて大勢の人の中にいられたことで、「オフでも恥ずかしくない。自分がこの病気のことを恥じている」ことがわかりました。

パーキンソン病は、個人個人で症状が違います。でも、諦めたりしたらパーキンソン病の症状は進むばかりではないでしょうか。これは、私の経験からの意見です。まずは、自分にできていることを続けていくこと。できないことは、手伝ってもらう。

私の場合は、本当に心を前向きに、心を元気に。そして自分の気持ちを人に伝えていくこと。内にこもるのではなく、可能であれば外へ行くことがこの病気を少しでも遅らせる一つの方法だと思います。また、可能であれば筋トレやストレッチを取り入れて続けてみてはいかがでしょうか？　諦めないで、頑張りすぎないようにしていくだけです。

今、私は実家のある大分から、長崎に移って一人暮らしをしています。そして、就職支援の作業所で、来るべき就業をめざして技能訓練を受けています。この体験文を書いている今は、私は前を向いている、明るい自分になれたということです。やっとこうして、自分のことを書けるようになれたのは、関わっていただいたすべての方々のおかげです。感謝いたします。本当にありがとうございました。

◆追伸：その後の生活状況

もう一つ書いておきたいことがあります。この本が出る前に、無事に入籍しました。はじめての再婚です（笑）。

もう私には結婚は縁のないものと思っていました。だけど「ご縁」というものはわからないものですね。神様はいるのかな？　と思うくらい！

その神様からのプレゼントが届きました。

今私の隣にいる「旦那様」です。

私にとって安心や安定をもたらしてくれる大切な人です。今、私は遠い昔に味わえなかった青春を満喫しています。前の私にはなかった青春です。

今まで生きてきた中で、一番の幸せを噛みしめています。時には喧嘩や言い合い、意見の食い違いもあるけど、その先には今までとは違う世界が待っている。それは必ず最後には「笑顔」になるということ。

これからは、二人の時間を、1日1日を大切にして人生を歩いていきたいと思っています。

山本さんのお宅にはじめてお邪魔したのは、今から約10年も前のことでした。3番目のお子さんが、まだヨチヨチ歩きのころでした。その子が産まれる少し前に、たまたまテレビのドキュメンタリー番組で山本さんが紹介されており、その番組を見てパーキンソン病の人でも出産ができることをはじめて知り、強い衝撃を受けたことを今でもはっきり覚えています。その後、さらに4人目を産んだときには、衝撃も驚きも通り越しましたが……。

その一方で、彼女が「ドパミン調節異常症候群（DDS）」という、当時あまり知られていなかった病状に苦しんでいることを知りました。これはドパミン補充療法に関連して生じる活動亢進状態であり、例えば病的賭博、病的買い物、性欲亢進、むちゃ食い、薬物依存、常同行動などを呈することが知られています。これらは、場合によっては、家庭崩壊に至る危険性をはらんだ非常に厄介な異常行動です。

山本さんは私が知る限りの女性患者さんの中で、もっとも衝撃的な人生を過ごしてきた方です。しかし、彼女はそんな状況をなんとか乗り越えました。現在でも時々薬の副作用がでて、ギャンブル依存の芽が頭をもたげ、入退院を繰り返すこともあります。しかし、原因がわかっているので以前のように悪化することはく、子どもたちも元気で、母親の庇護の元で毎日穏やかな生活を送っています。これからも山本さんとそのご家族の生活を見守っていきたいと思います。

若年性パーキンソン病になって

～ドパミン調節障害がひきおこしたこと～

長崎県　山本美千代

「こたつで寝たらだめけんね」

姉の注意もきかず、私は練炭こたつの中で眠り込んでしまっていた。一酸化炭素中毒となり、もうろうとする意識の中で、右足が熱く痛みがあったのを覚えている。右足は火傷しており、長期間の治療を要した。火傷のあとは今でもくっきり残っている。これは、私が小学2年生の時の出来事である。16年後、この事故がひとつの要因となり病気を発症するとは信じられないことである。

時は過ぎ、私は看護学校を卒業し看護師として病院に就職した。多くの患者さんやご家族と接するなかでの学びは深く、一日一日がとても早く過ぎていった。そして、22歳で結婚し長女を出産した。夫は仕事熱心で向上心も強く、家庭も大切にしてくれていた。

出産から約半年後の1999年3月、左手指の動きが悪いことに気づいた。23歳だった。その動きの悪さは、おむつを交換するのに時間がかかったり、ひもが上手く結べなくなったりなど、日常生活にも支障をきたすようになっていった。

育休後、仕事にも復帰したが、緊張するとふるえが出たりした。24歳で次女を妊娠後は、左足を引きずって歩くようになった。次女の出産後も症状の改善がないため病院を受診し、２００1年2月、「若年性パーキンソン病」との診断を受けた。まだ25歳だった。同時に内服薬も開始した。

病名を聞いて驚きはなかった。自分が看てきた患者さんと症状が似ていたので、うすうすわかっていたからである。病名よりも、私が一番悲しかったのは、薬を飲むことで授乳ができなくなることだった。母親としての役割を失ったように感じ、パンパンに張った胸をなでながら自分と闘っていた。薬により動きはよくなったが、仕事への復帰はできず退職となった。26歳だった。

私が病気になったことで大きく変わったことは、まず生活の場である。私の母と同居し、子育てを手伝ってもらうことになった。しかし、夫は居心地が悪かったようでストレスが増していった。そのような状態の夫に、追い討ちをかけるようなことを私はしてしまった。

私はいつも遊びに来ていた夫の友人に好意を持つようになり、性的関係となってしまった。それを知った夫は激怒したが結局許してくれ、家族４人での生活を希望して母の家を出ることになった。このころから私は変だった。自分で薬の量を増やし、体が動くようにした。

２００2年4月、外出するには車椅子が必要となった。外科治療を行っている他県の病院を紹介してもらい、脳深部刺激療法（以下ＤＢＳと略）を受けた。手術後、車椅子は使用しなくてよくなったが、薬の減量はなかった。

3月には妊娠していることがわかっていたが、手術を来月に控え、また胎児の形もいびつで十分育つ保障はできないとも言われた。そのため、私は中絶を決めた。DBSの術後、私は「人殺し」をしてしまったと自分を責め、涙が止まらなかった。


心が不安定なまま退院した私は、夫とよくけんかをした。また、夜、とにかく眠れなかった。日中は子ども二人の世話で眠る暇もなく、ただうとうとするだけだった。私は、日に日におかしくなっていった。夜になるとどんどん目がさえてきて、みんなが寝静まると台所の掃除、模様替え、深夜のお弁当作りをしていた。不眠に伴い幻覚が出現した。

もういっぱいいっぱいの状態になった5月のある日、呼吸困難となり入院した。そして、気管切開をされ、人工呼吸器を装着することとなった。さらに医師より、退院できたとしても気管切開をしたままであり、吸引や吸入が必要になると説明を受けた。

夫から、

「退院後の面倒はみきれない」

と告げられ、離婚届を渡された。私はなにも言えなかった。

離婚後、さらに精神状態は不安定となり、幻聴と被害妄想に苦しんだ。幻聴が真実か自分の目で確かめたいと訴えても、医師からは確かめる行動はしてはならないと言われていたため、我慢した。でも、自分がどのような行動をとったのかは、はっきり覚えていない。また、覚えている映像が夢だったのか、現実に起きた、または起こしたものなのかもわからない。そして、どんな治療を受けたのかもわからない。気がついたら、いつのころからか、私の左手の３本の指は曲がったますますっかり硬直していた。

そして現実は、私の帰る家は、子ども２人が待つ母の家であるということだけだった。

２００２年８月、気管に穴が開いた状態で退院した。それでも、子どもたちはとても喜んでくれた。母の家には、姉が毎日来てくれ、吸引、吸入、物品の消毒、食事の用意など、姉にも家庭があるのに最大限の介護をしてくれた。本当に感謝している。

薬は、日常生活が最低限送れる程度の量にとのことで、大幅に減量された。いつ閉じることができるかわからない穴、いつ呼吸困難になるかわからない病状、洗髪の時やお風呂の中に入った時も気管にお湯が入らないように注意した。声を出す時は穴をふさぎ、子どもたちと会話した。私の小さな声を一生懸命聞き取ろうとしてくれる姿が嬉しかった。今まであたりまえにしてきたことができなくなったことは、とてもつらい日々だった。ただ、看護者から患者の立場になったことで、気づかされたことは多かった。

２００３年1月、思いっきり首を洗いたい、早く穴をふさぎたい、これ以上姉に負担はかけられないとの一心で、自分で気管カニューレを抜いた。母も医師も驚き怒ったが、私はもう管を入れない道を選択した。大胆な行動はとったが、話せるようになったことで表情も明るくなり、毎日の生活にも意欲がでてきた。精神症状もなく安定しており、母親として自分ができることをやりながらとても心穏やかに過ごした。

10月、福祉施設に就職できた。車椅子での仕事が可能で、内容はデイサービス利用者の検温、施設入居者の健康管理などだった。

仕事にも慣れたころ、もう一度やり直すため、元の夫と復縁し、再び家族4人での生活がはじまった。職場の方や子どもたちが通う保育園の方々の支えを受け、幸せに暮らすことができていた。

2004年12月、パーキンソン症状は右側の手足にも現れるようになった。DBSを受けた他県の病院を受診すると、刺激を両側とし刺激部位も変更する必要性があるということで、DBSの再手術を受けた。このころには薬の量も増えていた。そして、手術後も薬の減量はなかった。しばらくして、妊娠していることがわかったため、2005年2月、福祉施設を退職した。

3月、事情があって、夫が会社を辞めた。日中二人で過ごす時間が増え、夫がパチンコ店に行かないかと誘ってきた。私は興味本位で一緒に行くことにした。ものすごい音量と空気の悪さに、はじめは気分が悪くなった。

しかし、何日か一緒に通ううちに段々と居心地がよくなり、勝ち負けは関係なくとても楽しく感じられた。趣味もなく遊びも知らない私にとって、パチンコは、大きくなるお腹であっても動かずに黙々と没頭することができ、お金も自由に使える最高の時間となっていった。

やがて夫が仕事に就くと、ひとりでもパチンコに行くようになった。すると、歯止めをしてくれる人がいないため、ブレーキが効かない状態となっていった。保育園へのお迎えが遅れたり、小学校の授業参観の時間になってもやめて帰ることができなかった。消費者金融にも手を出す始末だった。主婦として家計管理ができなくなり、さらに妊婦としての自覚の欠如、母親としての責任感のなさから、二人の子どもたちは安心感と愛情を求め、母の家に行きたがることが多くなっていった。

8月、三女を出産する。出産後はパチンコはやめられると思っていた。無理だった。三女にミルクを飲ませ寝かせた後は、長女と次女に三女を託し、2時間だけパチンコに行った。帰宅後、罪悪感でいっぱいになるが朝になるとまた行きたくなる。

このままではいけないと自分の中で誓った日に、夫が突然帰宅し、三女を抱っこしていってしまった。子どもをおかしいと思い追いかけた時には遅く、役所の人によって乳児院に連れられて行ってしまった。子どもを帰すよう訴え抵抗する私の姿を見て、長女と次女も児童相談所に連れていかれた。

涙が止まらなかった。3人の娘たちへの申し訳なさと自分へのはがゆさ、そして夫への怒り、役所のやり方の汚さに腹が立った。夫も家族のことを心配しての行動だったのだろうが、何の相談も話しもなく、だましたかたちで連れていくのは卑怯である。また、私にはどこの乳児院かも教えてもらえなかった。

しかし、産まれたばかりの赤ちゃんを子どもたちに任せ留守にしたことは、育児放棄と言われて当然のことである。自分はこんな人間だったのか、悔しくてたまらなかった。

　自分の行動を改めたくて、9月以降4つの精神科を受診した。診断はどこも「ギャンブル依存症」だった。私は、今内服しているパーキンソン病の薬との関連はないのか必死に尋ね、また医師の指示どおり内服していなかったことも訴えたが、関係ないとのことだった。
　だから、三女が戻ってきても状況はなにも変わらなかった。一方、夫は子どもたちの面倒をみようとはしなかった。私は入院して治療を受けるため、三女を母にみてもらえることを信じ、大きい病院への入院を決めた。しかし、入院先に姉から電話があった。

「子どもは預けることにしたけん」

　唖然とした。また、だまされたのである。私の知らない所でまた話が進み、私の同意もなく乳児院に入所させられてしまった。私という存在はなんであろうか。母親母親と周囲は言うが、私が守ろうとすると引き離される。そのような状態になるくらい、私は信頼できない人間になってしまっていたのだ。だまされたと私は思ったが、子どもたちや母や姉は、私が家を空ける度にまた裏切られたと失望していたのだろう。そう考えると、母や姉の決断は正しかったと思う。
　退院しても、私の状況は変わらなかった。このころ、パチンコ（ギャンブル依存）に加え、金銭感覚も異常になっていき、借金を重ねた。

このような状態になっていることについて、ＤＢＳを受けた病院の医師にはまだ話していなかった。そこで、その病院の医師に連絡を取り、今までの経過を話すと、

「ＤＢＳを受けた患者さんに同様の問題が起きている。それは、同じような物を何度も買ってきたり、通販の電話をやたらにかけ高額の請求がきたり、ギャンブル、性欲亢進などの報告がある。これは、薬の副作用でドパミン調節障害がおきている状態である。薬は麻薬みたいなものだからね」

と説明をうけた。

私は、嬉しかった。やっと自分の行動が薬の副作用による病的な異常（いわゆる病的賭博、病的ショッピング、性行動異常）であることがわかったのである。この治療には、薬の減量が必要とのことだった。

私は、三女を１日でも早く取り戻したくて必死だった。役所の方から、夫と私は共依存しているため、子どもを戻すには離婚が条件だと言われて再び離婚した。三女の面会に行くと、顔を見るなり泣きだした。母親に会えた嬉し泣きではなかった。人見知りでの涙だった。施設で生活を送る上では正常な成長発達の過程なのだろうが、親としては大変ショックだった。

しかし、いっこうに進展はなかった。ある日一人の男性に出会った。タクシーの運転手で、優しく面白い人だった。何度かそのタクシーを利用するうちに、その人と付き合うことになった。彼からはお金のつくり方について色々と教わった。

2006年8月、市役所に就職した。同時に、三女が戻ってきた。やっと3人の子どもがそろった。働くためには動く体が必要であり、減量していた薬を増やした。これがいけなかった。はじめのころは順調だったがしだいに幻聴がでて、仕事に集中できなくなりやがて退職した。

2007年7月、母と子どもたちに囲まれ母親としての責任を果たすべき時に、私はまだフラフラしていた。このような私に、母は精神病院への入院をすすめた。私は入院が嫌だった。それを避けるため、タクシー運転手の彼と結婚し、子どもたちを残して京都へ逃げた。

最低の行動である。母がいたからできたことだと思う。京都では、タクシー会社の社宅を借りて暮らした。しかし、慣れない環境で体は動かなくなり、また入院することになった。

やがて9月、結局、京都から地元近くの病院に転院した。そして、ここではじめてパーキンソン病になった要因のひとつに昔の「一酸化炭素中毒」があげられると言われた。また今の状態は、いわゆる心身症との診断だった。薬の内容も変わった。

このころ、なによりも嬉しかったのが、病院に子どもたちが会いに来てくれたことである。こんな私を

「お母さん」

と呼んでくれた。三女は車椅子の私の膝の上に乗ろうと小さい体を必死に動かしていた。3人ともとて

も元気だった。母が守り育ててくれていることに、感謝の気持ちでいっぱいになった。
12月、退院したが私の帰る家は、母の実家からほど近い彼のアパートだった。バラバラになった家族は、近くにはいるけれどもまだまだ距離は遠かった。

２００８年8月、タクシー運転手の彼との間に、四女を出産する。今の私に、離れて暮らす上の子どもたちにできることはないか考え、毎月の仕送りをしたいと思った。しかし、当時彼は運悪く失業してしまい、無職で収入がなく、仕送りをしたら私たちの生活ができなくなるという状態だった。上の３人の子どもたちと一緒に暮らしたい。思いは募るばかりで、お金のことで彼と言い争いになることが多くなり、別居することになった。そして彼とは間もなく離婚することとなった。

私は、結婚、離婚を繰り返し、その度に子どもたちの心を傷つけてしまった。自分の欲望を満たすために、一番に犠牲となったのが子どもたちである。今振り返ると後悔することばかりではあるけれど薬がそうさせたのだ。母も、薬の副作用だと知ってからは私の行動に対する対応も変わってきた。理解してもらうことで大きく救われた。私と薬だけが悪いわけではないことも承知している。しかし、理解はされても信頼はされなかった。母はいつも私に、

「体は動かなくても母親として家にいることが、子どもにとって安心感につながるんだからね」

とさとしてくれた。今はその言葉の意味深さがよくわかる。

２０１６年、現在でも、時々は薬の副作用がでてギャンブル依存の芽が頭をもたげ、入退院を繰り返すこともある。しかし、原因がわかっているので以前のように悪化することはない。子どもたちも元気で毎日楽しい生活を送っている。母からの信頼も得ている。

いま、子どもたちは、上から高校３年、高校１年、小学５年、小学２年になった。月日の経つのは早い。薬のせいで私の20代・30代は波乱の人生になってしまったが、まだ40代になったばかり、まだまだこれからである。これからも大きな宝を得ていることに感謝し、病いとも薬とも上手につきあっていきたいと思う。

丸山さんとはじめてお会いしたのは、２０１５年7月に東京で開催された第20回日本難病看護学会の学術集会でした。そのプログラムの中で、私が主催した「公開セミナー：難病患者が本音で語る」というセッションを聞きに来て下さり、他の若年性パーキンソン病患者さんたちの講演を聞いて、丸山さんが会場から発言して下さったのを今でもよく覚えています。丸山さんの発病は15歳ごろだったそうです。公開セミナーでは、自分の生活の状況などをお話し下さいました。

しかし、話の内容以上に強烈に印象に残っているのが、丸山さんが娘さんと一緒にいらしていたことです。その時は小学校6年生でしたが、他の同病者の話やお母さんの話を娘さんはどんな気持ちで聞いていたのでしょうか。今は反抗期に入っているようですが、きっと娘さんの中にはこの病気の人に対するそれなりの思い・理解が育っていることを信じたいと思います。

丸山さんの子育てにおける現在のキーワードはまさにその「反抗期」というものです。これはおそらくは、どの家庭にでもそういう時期はあるものです。本書では他にはあまり出てきませんでしたが、本書に執筆していない患者さんたちの子育て経験でも、反抗期の話はしばしば出てきます。

丸山さん自身も書いているように、今は決して家庭円満とはいえないようです。しかし、いつの日か子どもたちの反抗期は終わる時が来るでしょう。その時にきっとまた、なにかが変わってくることを私も信じています。

私の道を生きる

静岡県　丸山美重

◆はじめに

なんで私、なんで私、なんで私が！　パーキンソン病とわかってからすべてが壊れた。理想の結婚生活、理想の子育て、理想の仕事、なにもかもが音を立てて崩れていった。こんなはずではなかった、こんなはずではなかった！

足を引きずりよたって歩き、すくみが出て前には進めず、時には転ぶ。顔つきも表情がなくなってきて本当の自分の顔はどうなのか、その日その時そのタイミングで変化する私の顔を不思議そうに見る周りからの視線がいやだ。痛みやジスキネジア、無動といった不快症状に振り回されて顔をゆがめている私を見て「頭がおかしくなった」という声を耳にしたときは悔しくてたまらなかった。前向きに生きよう、前向きに生きよう、そう自分に言い聞かせても、薬が効かなくてオンオフに振り回されて前向きどころではなくなってしまう。

歩けない自分に苛立ち、片付けがうまくできなくて気がつけば「片づけられない女」になっていた現実がプラス思考を一気にマイナス思考へと導いてしまう。そんな時に限って参観会や町内の寄合があったりして自分のしぐさがその場の空気を複雑にさせ、もはや健常者の影も形もなくなった自分の現実に直面してしまう。

◆病名がわからない

発病はいつかと聞かれれば、中学生のころ部活の先生から「なんでお前は足を引きずって走るんだ」と、散々怒られていたころがはじまりだと思う。ほかにも極度の緊張症や慢性疲労、ひどい肩こり、など10代のころからパーキンソンと思われる症状は出ていた。でも自分で我慢をしていた。なぜなら人間みんなこうなんだろうと思っていたから。

いろいろな不快症状に悩まされながらも、そのまま時が過ぎ就職、25歳で結婚、二度の出産をした。病気だとは知らなかったとはいえ、今思えばそのおかげでふつうに出産までできていたことはラッキーだった。出産は、28歳と31歳の時だった。

ちょうどそのころからだった。二人目の子を妊娠してからこれらの不快症状に耐えられなくなり、出産してからは主に右半身、痛みやら肩こりやら、痛み止めの薬と筋肉注射にたよったがまったく効果なし。30歳ごろから私の7年に及ぶ病院めぐりがはじまった。私の中で思い出したくない思い出がいっぱい詰まった生き地獄の7年間。37歳の時に診断がつくまでの7年間。

そのころの私の症状は、振戦などはなく、一番の悩みは身体の痛み、計り知れないこわばり、極度の緊張症だった。病院へ行くたびに下の娘を親に預けなければならないのでとても気を使った。預かるほうもいくら孫がかわいいとはいえ、乳飲み子の娘のミルクの心配やおむつ交換などをしなければならないから、よい顔などするわけがない。

それでいていつも私の病院での結果は「異常なし」。主人にしてみたら、勝手に自分が病気と思い込んで病院へ行って、自分の稼いだお給料を使ってしまう嫁。ある日実母と主人が私のことを「頭おかしいよね」と話しているのを聞いてしまった。しだいに家庭は崩壊していった。

いくつもの病院へ行って何人もの先生からいやなことを言われた。どこの病院もだいたい先生より先に空いている診察室に呼ばれて座って待ち、隣の部屋から忙しそうに先生が小走りで走ってきて机の上に置かれた血液検査の結果などに目をやり、正面に張られた画像をチェック、そして座っている私を見て、お決まりの「異常なし」。「私苦しいんです、歩くとき足引きずっているんです、痛いんです、これらの症状はどこから来ているのか教えてよ、私頭おかしくなんかなってない、異常がないならこれらの症状はなんなんですか」。こう詰め寄ったこともある。決まって言われることは「あなたの気持ちが病気を作っている」。

子どもの通っている幼稚園のママ友の間でも私のことはゴシップ化された。ある日一人のママ友から「気晴らしに皆で飲みに行こう」と誘われた。それもいいかもと思い、出かけた私が甘かった。会の冒頭に私を誘ってくれたママ友に「丸山さんは病気じゃないのに病気と思い込んでいるうつ病患者、精神病なの。もう結構長いよね、みえさん」。それを聞いたほかの方たちから「精神病だったんだあ」「びっくりい、なんか顔がさ、会うたびに違うよね」など心をブスブス刺す矢が一気に飛んできた。もはや四面楚歌。

家族から病院禁止令が出た。私も疲れた。もうどうなってもいい、素直に禁止令を受け入れた。でも身体が痛い、自分にはわかる、私は厄介な病気になっている。夜は子ども二人が肩から背中，腰にかけて湿布を貼ってくれた。そして川の字になって真ん中に私、手をつないで寝た。「お母さんね、こわいんだ、こわいのよ」そう心の中でつぶやいていた。

◆やっと病名がついた

病名が出たときはあっけなかった。37歳になって隣町に家を買い、引っ越しをした。新築祝いだと大学時代の同級生が久しぶりに遊びに来た。久しぶりに私を見た友だちは「なにか変だよ、足が悪いの？　これは病院行かなきゃだめだ、お願い、病院に行って！」という。そして彼女も「嫌な予感がするからあなたが病院に行くまで確認の電話を毎日でもかける」というので、病院禁止令をそっと破り、家の近所の病院へ行った。それは7カ所目の病院だった。

そこの病院にはとある大学の教授がお見えになっていて、その方に診ていただくことになった。診察室に入ると、そ知らぬ顔をしたようなすっとぼけた態度を取られた先生が私を眼鏡越しに見て、簡単な運動をするよう言われ、その通りにした。その様子を見てあっさり病名が出た。「若年性パーキンソン病、難病です」。先生は病名を私に告げてから、いろいろな検査結果を確認しだした。これこそが診察の原点だと思った。

病名が出た、やっと出た！　やっと自分の人生のレールがわかった！

確かに「異常なし」と言われ続けて7年目、それとは正反対の言葉である「難病」と告げられ戸惑いはあった。でも、これですっきりと人生の仕切り直しができると思った。そして、一番最初に頭に浮かんだのはやはり子どものことだった。この時、息子は9歳、娘は6歳くらいだったと思う。「先生、私は二人の子どもが成人するまで動けますか？　せめて高校卒業するまでお弁当を作ってあげることはできますか？」と質問をすると、「若年は薬がよく効くから元の生活に戻れますよ」と先生に励ましていただき、とても嬉しかったことを覚えている。

◆思うように薬が効かない

さっそく、L‐ドーパなどの薬が開始された。よく効くというL‐ドーパを飲むのが楽しみだった。でもやっぱり私の人生うまくいかなかった。なぜか、当初から薬の反応が弱くてL‐ドーパを3錠飲んでもしっかり歩くことができなかった。「なぜだ、なぜなんだ」と首をひねる先生、「なぜいつもうまくいかないんだぁ」とがっかりした私。

夜寝るとき、身体を横にすると全身の不快症状を全部感じてしまう。死ぬまでこんな症状から解放されないのか……と、いろいろマイナスのことを考えてしまう。このままでは鬱になってしまう。その思考回路を断ち切りたくて、車に乗り海まで日の出を見に行った。治療薬がないんだもの、私を助けてくれるのは月の光、太陽の光、波の音。堤防の上に足を組んで座り、目をつぶって朝日を浴びていた。終わりの見えない闘病生活、オンとオフが激しくてそんな自分がコントロールできなくて自分のことなのにうまく表現ができない。そんな私から主人も子どもたちもどんどん離れていった。

病名が出てから私の頭の中は今、この瞬間この時にこだわるようになった。これから先いつかは体の動かなくなる障害者になるわけだから、その前に家族といろいろなところに出かけいろいろなことをしたい。息子の好きな釣りをして、釣った魚をお料理して家族で食し、美味しかったかどうだったかを書き綴って「釣りと料理とパーキンと(^^)」そんなブログをはじめたい、などなど思った。

でも残念ながら主人の答えはＮＯだった。主人は私とは真逆のタイミングで管理職へと出世した。「嫁の病気の人生の道連れにはなりたくない。お前が病気ということは内緒だ。もし嫁が調子悪いから早退させてくれなんて言ったら、これから先おれの出世がなくなる。どこかへ一緒に出掛けるのは嫌だ。その代わり一人で行くのは止めない」

◆家族からの拒否感

主人の意志は固い。病気の告知から7年たった今もその考えは変わらない。最初のうちはなんとか家族とともにこの病気とうまく付き合っていきたいと思っていたが、まず私の言葉がうまく出てこなくなりどもるようになって口が回らない。そして同じことを何度か繰り返して話してしまう。そんな私を馬鹿にする一言も出てくるようになり、しだいに家族の会話から私は外れていった。

そもそも、子どもたちは私がまだそれなりに動いていたころを覚えていなかった。昔、家はピカピカ、パンやお菓子を焼いて家の中はいつも美味しそうなにおいでいっぱいだった。でも子どもたちの知っている私は、片付けのできないだらしないお母さん。これでは身も心も苦しい……こんなはずじゃなかった。

薬のこと、症状の異変のこと、いろいろ話したいこともあった。うまく体が動かなくて痛くてその現実から逃れたくて、私は釣りに行ったりピアノを習いはじめたりした。しかし、この手の会話は家では夕ブーだった。完全に家の中で浮いてしまった。悲しくて何度も泣いた。でもそれ以上に、家族の私への拒否感のほうが強かった。

もし私がこの病気を患っていなかったら、もしくは70代で発病していたなら、たぶんまったく違う生活だったと思う。私はまだ若く小さい子どものいる家庭の主婦だったので、身体が固まっていようがなんだろうが、家庭の仕事はしなければならなかった。要するにどうにもならなくなるまで、まず介護されるほうにはなれなかったのだ。

病名が出てから主人の形相はすっかり変わってしまった。パーキンソン病とは本当に残酷な病気だと思う。子ども会の寄合で保護者が集まるとき、私は自分の醜さに傷つきへこむ。昔、私の父親はパーキンソン症候群で70歳とちょっとで亡くなっていた。生前実家に行くと、無表情で声をなくし自力では動けない父親にイラついた母親が、本人を前にしてびっくりするようなことを大きな声で言ったりしていた。その光景を思い出すと、主人の気持ちもなんとなくわかる。

私はオンオフが激しくてとても働きには行けない。自分は家族とどうやって向き合っていけばよいのか。私が家族に対してできること、それは食事を作ることだけ。簡単のようで難しい。オンとオフが一日の流れをスムーズにさせてくれない、ジストニアで曲がった手と指で包丁を使うこと、前傾姿勢がひどいときは、前にある水道の蛇口におでこを載せて水道の手元でお料理をする。おやつだってなんだって美味しい気持ちを込めて作ろうと決めた。

◆子どもたちが小学生のころ

いつのころからかなるべく家に閉じこもらないように、リハビリもかねて車で30分ほどのところにある海へ釣りに出かけるようになった。私はなぜか変なところに運がある。よく魚が釣れるのだ。アジ、イワシ、カサゴ、キス、イシモチ、カマス、サヨリ……。まだ小学生だった息子は家に帰ってくるとすぐに今日の釣果を確認して、その魚をどのように食べようかとあれこれ話が弾んだ。

一見私を嫌っているかのように見えた子どもたちに感謝していることがある。身体を引きずって歩き、見た目の悪い私を、子ども二人は恥ずかしがらずに友だちに紹介してくれた。我が家の前は、連日学習塾のごとく自転車が止まっていて、子どもは自慢げに私の作ったおやつを友だちに振舞っていた。釣りに行ってイワシや小鯖など、小物が釣れたらそれは丸ごとから揚げにしておやつとして出してあげた。子どもたちの中でこれが一番好評なおやつだったかもしれない。

参観会、これは私にとってはとても負担が大きいできごとで、シーンとしている廊下を歩く足音はものすごく目立つ。ある参観会の日に、いつも慎重に薬のタイミングを合わせるのだけどどうしても薬が効かなくて、はじめて参観会を欠席した日、子ども二人は泣きながら一緒に帰ってきた。この見てくれの悪い私を恥ずかしく思っていないのは、私自身がびっくりした。なんのかんのいっても「いい子に恵まれてるんだな」、と思ったことを覚えている。

◆反抗期

そんな子どもたちも、現在上の息子は高校1年生、下の娘は中学1年生になっている。月日の経つのは早いものであるが、今は、二人ともいわゆる「反抗期」そのものの時期だと思う。

そんな中で、中学卒業の時に、息子がこんな手紙を書いてくれた。

母さんは体調の悪い日が多いけれど、家事などをいつもやってくれてありがとう。僕は、母さんと話すことは少ないし、一緒になにかをすることもなくてすみません。でも色々なことに感謝しています。今、こうやって勉強できて生活できていることは父さんと母さんのお陰です。中学校までの義務教育は終わったけど、これから高校や大学に行くからまだまだ迷惑をかけると思います。経済的にも色々大変かも知れないけど、またよろしくお願いします。

大学はたぶん県外へ行くことになると思います。あと3年くらいしか一緒にいることはなくなるけど、これからも自分なりに頑張っていきます。

私が病気とわかってから、特に息子は主人と一緒になって私に対してとても攻撃的だった。いつだったか外でオフになった私を、主人と息子が助けることなく、二人で歩いて行ってしまった姿を見て、心の底から悲しかったこともある。でも、この手紙を読んで、私に対して少しは感謝の気持ちを持ってくれていることがわかって、とても嬉しかったし、救われた思いがした。

一方の娘はといえば、こちらのほうこそ現在反抗期のまっただ中である。でも、それでも娘は時々、患者の会などにも一緒に来てくれて、娘なりに私の病気のことを理解してくれているようである。

子どもたちの今の年齢からすれば、私が病気であろうがなかろうが、ある程度反抗的な態度を取ることも致し方ないとも思う。でも、これがもう少し時が経ったなら、いつか自然となにかが変わってくるのかな、と今は期待を込めて思いたい。

◆最近の我が家

主人とは相変わらず心の通えないことが多いが、彼は彼なりに仕事はもちろんのこと、最近は家事も手伝ってくれるので私は感謝の気持ちでいるし、落ち着いたらお互いに前を向けるのではないかと思う。なぜなら彼は私の作るゴハンやパンが大好きだから。

告知から7年、仕事に追われて疲れて帰ってくると、足を引きずり突進して壁にぶつからないと止まらない嫁がいる。そんな彼の気持ちを考えると切なくなる。私の病を受け入れてもらえるまで、お互いがお互いの人生を尊重して、自然と向き合えるのを待っていようかな、と思う。

休日の夕方、家族４人中３人はテレビを見て大笑いしていて、よたって無動に苦しんでいたかと思うとジスキネジアでダンシングしている人が、一人台所に立ってご飯を作っている。ご飯を食べ終わるとまた３人はテレビで大笑い、一人がノロノロ片づけているからなかなか終わらない。と、言い出したらきりがないほど言いたいことがいっぱい出てくる若年性パーキンソン病。

でも、この病気になって得た出会いや体験は大きいものばかり。最近では、同病の患者の集まりなどを主催するようにもなった。今の自分は神様が意図的にパーキンソン病にしたのかもしれないと思う。一度きりの人生を泣いて過ごすより有意義に過ごしたい。そんな私を支えてくださっている多くの方々に感謝して、その時その瞬間を大切に生きていこうと決めている。そんな感じで、これからも私は私の道を生きていく!

藤木さんご夫妻とはじめてお会いしたのは、２００６年の夏、北海道は西興部村の藤木さんのご自宅でした。この時は、札幌で開催された学会のついでにと思って西興部まで足を伸ばしてみたのですが、北海道は想像以上に広く、延々電車とバスを乗り継いでやっとの思いで到着したのを覚えています。西興部村は人口千百余人の小さな村で、夏の村の景色はまるで日本ではないような、森も建物もスイスかどこかのヨーロッパの国を思わせる美しいところでした。

この時、ご主人の康一さんと当時小学校6年生だった和磨君にもお会いし、一緒に食事をしたりご主人の職場の「木工工房」にお邪魔したりもしましたが、当事の和磨君は、まさにいたずら盛りというような少年だったことを覚えています。

私が和磨君と実際にお会いしたのは、その時だけでした。それから数年後、電話をかけたときに受話器を取った先の和磨君の声は、当時高校生くらいだったと思いますが、すっかり別人のごとく声変わりをした男性の声で、とても驚きました（当たり前ですが）。

そんな和磨君も既に成人式を終え、社会人になっています。心優しい和磨君は、きっと大人になった後も、ご両親をしっかり支えていく孝行息子になることと思います。

和磨君が産まれたときから既に発症していた五月さんの子育てエピソードは、たくさんあるようです。今回は、過去の子育ての中からとくに印象的だったいくつかを紹介してもらいました。

子育ての中での思い出

北海道　藤木五月

◆成人式のエピソード

今、息子の和磨は20歳を超えました。この病気を発症してからの出産だったのですが、何事もなく大きく育ち、数年前に無事成人式も終えました。

成人式の時の思い出があります。

西興部村の成人式は子どもが少ないためか、子どもだけでなく両親も出席します。和磨の学年は10数名、それでも多いほうでした。

私には一つの思いがありました。和磨が小学生の頃、内地（本州）では11月15日が七五三なのですが、北海道ではそれが1カ月早いとは知らず、七五三をしていなかったのです。だから成人式ではどうしても、羽織袴を着てほしいと思っていました。

「みんなスーツだっていうからスーツでいい！」という和磨に、「お願いだから一人でも羽織袴を着てほしい」と頼み込み、一式をネットでレンタルしたのはいいのですが、着付けには悩みました。村には美容院はありません。同級生のお母さんに相談すると「お茶の先生が着付けてくれるよ」と教えてくれました。

とりあえずネットで着付けの動画を見ていた私に、主人が「五月が着せてやればいいべ、失敗してもそれも思い出になる！」と言ってきました。「怖いこと言うなあ」と思いましたが、ネット動画を毎日見ているとなんとなくできそうな気がしてきました。ただ、もしもの時にはお茶の先生にお願いするということで、一応連絡だけはしておきました。

そして当日、汗だくになりながら、なんとか見られるように着付け、親二人もスーツに着替えて会場へ行くと、なんと友だち二人も羽織袴姿でした。和磨の羽織袴に合わせてくれたのです！　とても嬉しかったです。

本当にいい思い出と、その時の着付けは私の自慢のひとつとなりました。

◆母としていちばんの感動

息子も20歳を過ぎ、昔を思い出す中で、母としてのいちばんの感動、涙しながら親戚中に電話しまくった話があります。確か和磨が小学1年生か、間違っていても低学年のころだったと思います。私がトイレを済ませたところでオフになって拭くこともできず、便器に座ったまま薬が効くのを待っていると、和磨がオシッコしに来ました。それで和磨に「母さん動けないからお外に行ってシッコしておいで……」と言うと、和磨は黙ったままトイレに入ってきて、トイレットペーパーを自分の手に巻きつけて　私の横に立ち黙ったまま私の背中を前に押し倒して、お尻を拭いてくれたのです……。

涙が止まりませんでした……。

和磨が中学生になったころでしょうか、今でも同じようにしてくれるか聞いたことがあります。「その時にならないとわからない」とのことでした。

◆作文：これからがんばること

私が大切にとってある作文があります。小学校5年生としてはかなり短く、恥ずかしい作文かもわかりませんが、あえてそのまま紹介します。


題名「これからがんばること」

五年　藤木　和磨
母さんは、パーキンソンで足が不自由です。

母さんを助けることにしました。なぜなら、ぼくが母さんとごみ出しに行ったとき、足の不自由な母さんが転んだことがあったからです。

これを見ていた近所のおばさんが来てくれました。そしておばさんは母さんのほうに行って、ぼくに「和磨くんは学校に行って。お母さんは、私が家まで送るから」と言って、おばさんは母さんを家まで送ってくれました。

そして、ぼくはこう思いました。「ほんとうはぼくが助けないと」この時から、ぼくができるだけ手伝いをして、母さんを助けていこうと思いました。

最近では、なるべくゴミ出しを母さんではなくぼくが行くようになりました。

高校が終わるまで、独立して札幌へ移り住むまで、燃えるゴミ、燃えないゴミ、なんといっても生ゴミも嫌だとも言わず出してくれていました。ゴミ袋を持ったまま学校方面に歩いていってしまい、声を掛けようと思った瞬間に、思い出してぐる～っと回ってゴミ捨て場に捨てにいってくれたこともありました。

私の体のことを気にしてくれるようになったというか、私が和磨の成長を感じられたのは、5年生のころでした。

学芸会の時、友だちのお母さんとトイレに行ってきたら、幕の下から顔だけ出して「母さん、トイレに行ってきたんだ。よかったね」と声をかけてくれました。

◆中学生のころ

中学生になると　パーキンソン病友の会支部に、学校の休みが合うと車椅子を押して、バス、汽車と乗り換えてついてきてくれました。普通なら母親が車椅子というだけでも一緒にいたくない子もいるのではないかと思います。

食事のために入りやすそうなお店を見つけたら「母さん、ここで待ってて。車椅子で入れるか俺聞いてくるから」と言って聞きにいってくれたりもしました。保育所、小学校、中学校と、和磨が成長していく中で、母親としてやってこられたのも、彼の思いやりとこの小さい村の支えがあったからと感謝しています。

ただ、ひとつ心配事がありました。「反抗期」です。

一般に、反抗期はあったほうがいいというのですが、和磨は家ではなかったように思うのです。

面倒くさいことは、嫌そうな態度とか、「またか」、というような受け答えはありました。中学の担任の先生に話したところ「私には、それらしい態度をとりますよ」と言われました。

こんなこともありました。

私がパーキンソン病でこんなふうに育ったのかと、反省というか、思うことがあります。和磨は、臆病というかチャレンジ精神がないというか、私や主人に言われたことに反論とかをした記憶がないのです。周りの人は「和磨は優しいから」と言いますが、気が弱いのと優しさとは違うと思うのです。

小さい頃から、私が動きにくいこともあり、危ないことを避けたり、守りに入るということが身についてしまったのかと思います。

そういえば、中学の卒業文集のようなものに「今度、生まれ変われるとしたらなに？」というのがありました。

なんと答えたと思いますか。答えは「アリ」。大きい体をして、アリですよ。なんで？　理由は聞いていません。聞けませんでした。どう思いますか？

◆高校生の頃

和磨には、ずるいところもあります。ダメ！　と言われそうなことは確認も取らずに決めてしまうことです。

例えば、高校に入って部活をなんと「茶道部」に決めてきたことです。運動部には入りたくないけど、帰宅部は親がいいと言わないと思い、なんと「茶道部に入る」というのです。大きい体をしてなんで？と意見を言うつもりでしたが、和磨は一言「もう決めてきたから」。

だいぶ後になってから、「和磨、反抗期とかあった？」と聞くと「俺、頭にきた時、ベッドとか殴っていた！」と言うのです。

私は大きな音とか、ドキッとするようなこととかがあると、それだけで後ろと前のバランスが取れなくなり、転倒してしまうのです。

一度、主人に「夫婦喧嘩って、どういうのをいうのかなあ？」と聞いてみたことがあります。ところが、そんな質問をしただけで足がバタバタ動き出しました。

ジスキネジアです。

すかさず、主人は「何か言いたいことがあっても、すぐそうなるべー。だから俺と和磨は我慢しているんだ」と言いました。

もしかしたら、和磨は、できるだけ私に刺激を与えないよう、あるいは転ばないよう、ずっと我慢をしていたのかもしれません……。


生まれた時からパーキンソン病の母親しか知らない和磨には、自然に私の体調の変化を見分ける方法があったようです。私が自分で気がつかないところを指摘してくれる時もありました。

例えば、保育所、小学校と成長していくにつれ、学校行事に合わせて薬の効く時間を調整するようにしました。しかし、予定の行事の朝は決まっていつもの時間に薬が効かず、転ぶことが多くなるのです。和磨には、いつもそうなることがわかっていたようです。

◆ありがとう

もともと、子どもを諦めての結婚でしたが、「守るものができると強くなる」と主人に言われ、パーキンソンの薬を飲み続けながら出産しました。産まれてからしばらくの24時間体制の期間は、薬を増やしての子育て中心の期間でした。もちろん、母乳は与えられませんでした。

今、振り返ると、和磨はあまり手のかかる子ではなかったような気がします。思い出すのは、主人も和磨もパーキンソン病である私を隠すことなく甘やかすことなく、守るはずの和磨には、いつの間にか守られているようになっていました。

和磨は、時々母親をドキッとさせることを言います。高校の時、「健康に産んでくれただけでありがたい」と言ってくれたことがありました。確かに健康で、高校では3年間バスで30分休まず通い、なんと「皆勤賞」を取りました。

高校を卒業してから、今、札幌でひとり暮らしをし、生きていくことの大変さを学んでいるところです。和磨は何を見つめ自分のこれからの道をどう歩いていくのか、親として見守りたいと思います。

パーキンソン病と一緒に結婚してくれた主人、生まれた時からパーキンソン病の母しか知らない和磨。こんな私の家族になってくれて「ありがとう」

板東さんとはじめてお会いしたのは、約４年前に広島で開催された全国パーキンソン病友の会の若年部会でのことでした。たまたま懇親会で同じテーブルになったのですが、はじめは、ボランティアスタッフの若いきれいなお姉さんだとばかり思っていました。当事はまだ20代だったと思いますが、当事者の方と聞いて驚いたとともに、お子さんが二人もいるということにさらに驚いた記憶があります。どちらかというとおじさんっぽい人たち（私を含めて）が多いテーブルの中で、一人若々しくきらきらと元気に輝いていたことがとても印象的でした。

そして翌年、私が学会長として広島国際大学で開催した「第19回日本難病看護学会学術集会」にはるばるおいでいただき、「若年性パーキンソン病患者の出産と子育て」というテーマで講演をしていただきました。今回の原稿も、その時の講演内容がベースになっています。

実は彼女は、アクセサリーなどのクリエイターとしてその道ではちょっとした有名人のようです。たまにラジオやテレビの取材を受けたり、ドキュメンタリー番組に出演したり……。私もテレビを見ましたが、板東さんの活躍の陰には、学会の時にも広島まで同行してくださったご主人の存在がとても大きいようです。

本書では、そのご主人様にも特別に原稿を寄稿していただきました。文面からもわかるように、〝なにもしてあげられませんが、ずっとそばにいて、せめて「心の支え」になってあげたい〟という最後の言葉がずっしりと響きます。

そしてまた、板東さんには、かわいい娘さんたちの存在があります。まだ小学生ですが、娘さんたちなりにお母さんのことがわかっているようです。

板東さんには、これからも夢を持って、愛するご家族と共にさらに前に進み続けてほしいと思います。

病と引き換えに手に入れたもの

～失ってから芽生えた「可能性」を信じて～

兵庫県　板東菜穂子

◆はじめに

私は、26歳で発症してから今年で7年目を迎えます。現在は3歳年下の旦那と、10歳と6歳の娘たちと4人暮らしをしています。この春から次女が小学校に入ったので、育児のほうは一段落した感じです。

私は先天性の血管腫を持って産まれ、6歳のころから十数回手術を繰り返してきました。そのことで心ない一言にいっぱい傷つき、自分のことを好きになることはできませんでした。

そんなわけで、それまでの人生で心身ともに十分な痛みを味わってきたのにも関わらず、次女の出産は母子ともに「生死をさまよう」壮絶なお産でした。あと少しのはずが、いきなり奈落の底へ突き落されたのです。

「胎児仮死」

いまだにあれほどの恐怖にかなうものはありません。泣きわめいて我が子の命を助けてほしいとひたすら祈り、もしそれがかなわないのなら自分も死を選ぶ覚悟でした。

幸い、いろんな偶然が重なり、母子二人とも今こうして生きているのですが、確実にあのお産を境に、私の中でこの「若年性パーキンソン病」という歯車が回りだした気がします。

私の身体の異変は、その出産後すぐに現れはじめました。そしてそこから2年、明らかに悪化していることを自覚しながら家事、育児、仕事をこなしてきました。いよいよ自分の手に負えるものではないと、受診したあの日から私の人生はまるで予想もしていなかったほうへと歩きはじめたのです。

今回原稿を書かせていただくにあたって、この7年間を年表のように書き出してみました。すると驚いたことに、その都度立てた目標を確実にクリアして一歩ずつ前に進んでいること、それまでの人生よりも自分らしく生きていることがわかりました。私の生き方、そして私自身、とても皆さんの参考になるようなものではないかもしれませんが「こんな人もいるんだな」と思っていただけたらそれで充分です。

◆私が私らしくあるための決まりごと

軽い気持ちで受診し、いきなり「難病かもしれない宣告」を受け、検査のため入院していたあの日。涙で歪んでしか見えないものの、その時の私には眩しすぎるくらい明るい月がでて、遠くに走る電車の音だけが私の耳で響いていました。病室で小さくうずくまりながら、私はそこでいくつか決意しました。

①自分をかわいそうな病人だと思わないこと
②常に周りに感謝し、なんらかの形でお返しすること
③何事も、挑戦する前から諦めないこと
④できないことを病気のせいにしないこと
⑤子どもたちの前では笑顔でいること

今でもこの決意をした日のことはよく覚えています。いちばん聞きたい、だけどその言葉を口にすることが怖くてなかなかできなかった質問、すなわち「子どもたちに遺伝しますか?」「私はまた走ったり飛んだり跳ねたりできるようになりますか?」という二つの質問を、やっとの思いで先生に聞くことができた日です。

先生の回答は、二つとも「今の時点ではなんともいえない」とのことでした。ただ、「歩行」に関しては目に見えて悪化していたこともあり「難しい」と……。

わかっていたことですが、「あぁもう消えていなくなりたい……」という思いでいっぱいでした。だけど、「今ここで自分がくよくよしちゃいけない、こうやって毎日毎日私のために何人もの先生方が頑張ってくれているのに、私がメソメソしてどうするんだ……」とも考えました。

入院初日に先生と看護師さんに言われたあの言葉が、この２年間の私の苦悩をすべて払ってくれたんじゃないかと、今でも思い出しただけで涙が出ます。

「２年間もよくこんな状態でがんばったね。ほんまつらかったね。ほんまに、よう頑張った……」

陰で「怠けている」とか、「仕事が遅い」とか言われていることも知っていたし、「母親としてなぜそんなこともできないの」と、失笑気味な反応をされたこともありました。そんな苦しみをこの言葉が救ってくれたのです。

◆子どもたちのこと

なぜ自分の身体なのに自由に動かすことができないのか、いったいどれだけ私から大切なものを奪っていくのか、退院後、うずくまってそんなことばかり考えていました。

今まで育児と仕事を両立させ、忙しくても充実した日々。接客業でしたので、毎日いろんな人と関わり、それなりにプライドも高かった私が、ある日突然それを奪われてしまいました。社会から一人放り出されたような感覚でした。そしてそんな私を見て「ママ、今日もしんどいの？　お仕事お休みなん？」と、長女が言ったその一言にハッとしました。

子どもたちはずっと私を見て育ってきました。でも、私は子どもたちになにかしてきてあげただろうか？　長女はお正月も夏休みも保育園に預けたり親戚に預けたり、そのかわりなにかを買い与えてそれでよしとしていました。それでもいつも私のことを自慢のママだと言ってくれる子どもたちに、いったいなにが残せるのだろう……。そう考えてはじめた「あること」が私を一気に飛躍させてくれるとは、当時は思いもしませんでした。

私は第2子出産後に発症し、その子がやっとヨチヨチ歩きはじめたころには抱っこすることすら不安で、保育園の行事に参加することがすごく怖かったのを覚えています。子どもたちにしてみれば、ある日突然ママが病院から帰ってこなくなったり、お迎えに来てくれたのに抱きつくことを周りから止められたり、その日を境に知らない人が送り迎えしてくれるようになったり……。きっと、不思議で仕方なかったと思いますが、私の病気のことは、あまり詳しくは話しませんでした。

しかし、長女が小学生に、次女が幼稚園にとなると、「夏休み」という親からしてみれば厄介な期間が1カ月間やってきます。薬の調整もつかず、変更したり新薬の服用をしたり……。それまで気力でどうにか頑張ってきたものの、いよいよ難しくなり、ついにある日ぐったりとしたまま動けなくなってしまいました。長女はいつも手際よく沢山の薬を用意してくれるのですが、なかなか効いてこず……。不安そうに顔を覗き込んでくる子どもたちに、そのときはじめて、私の身体に起こっていることを話しました。

3人でいっぱい泣きました……。

他の子たちが当たり前のように経験することもさせてやれなかったり、私自身が当たり前にできることができなかったり……。子どもたちへの申し訳ない気持ちを書き出したらきりがないくらいです。

◆私は適役!?

冒頭にも書いたように、私は先天性の血管腫を持って産まれました。いわゆる赤アザなのですが、顎から鎖骨にかけてあったので小学1年生のころから手術を年に2回繰り返してきました。怖いし痛いし、「なぜ自分がこんな目に合わないといけないのか……」と手術室から脱走したこともあります。

当然、家に帰って親に怒られました。でも私にも子どもながらたまりにたまったストレスだったのか、ついに言ってしまったのです。

「なんでこんなアザあるのに産んだん？　誰も頼んでへん！　それでなんでこんな怒られなあかんのよ」と……。

自分が母親になってから、その言葉がどれほど親にとってきつい一言であるかを理解しました。だからこそ、入院1日目の夕方に面会に来た母の血色が悪く、瞼は腫れ上がっていたのをみて、なにがあったのかはすぐにわかりました。そのあと祖母が面会に来たときも同じでした。涙を浮かべて「なんであんたばっかりなんや……」と。

確かに、「なぜ自分ばかりが、こんな目に合わなくてはいけないのか」と、行き場のない悔しさならあります。でも、これでよかったとも思えるのです。私は、この病を背負うのに「適役」だったのだとはっきりと言えます。

ほとんどの方が私のこの発言にまず驚き、なぜそのように考えられるのかと聞いてきます。当然のことだと思いますし、私自身、いくら「適役」だからといって「この身体で長生きだけはしたくないな」と思います。ですが今までの経験上、医師がびっくりするほど痛みに対しては強いですし、たとえ痛くて仕方なかったとしても、それを表に出さないだけの忍耐力は持っているつもりです。

「もし、私以外の誰か大切な存在の人が発症したら……」、その人の痛みも苦しみも、かわってあげることはできません。手助けをしてあげられても、物理的な痛みはもちろん精神的な傷もかわってあげることはできないのです。私にとってみれば、そのことほどつらいことはありません。ほかの誰かがこの病気を患って苦しむ姿を見るくらいなら「自分でよかった」と、心からそう思います。

検査入院では、この病気の特徴でもあるようにＣＴやＭＲＩなどで大した異常はありませんでした。しかし、別の病気を疑って行った検査で「銅欠乏」と「肝臓に出血痕、細胞一部壊死」という、緊急性はないものの正常ではない結果も出てきました。

「もうこの際だから、全部私が背負えばいいじゃないか」と、今では「家族、親戚がみな健康でありますように。もしなにか病いが降りかかるのなら全部自分に」というのが、私の中で初詣での恒例のお願いとなりました。

◆ものづくり

前述した「あること」。子どもたちへなにが残せるのかを考え、私がはじめたのは「ものづくり」でした。今まで裁縫とは無縁だった私ですが、母の勧めでミシンを購入して手はじめに作ったのが子どもたちへのへアアクセサリー、ちいさなポーチ、そしていつも薬局で処方される大量の薬をいれるバッグでした。

ブログに掲載したところとても好評でした。また、薬局でも薬剤師さんたちが「可愛い～！」とほめてくださり、周囲の後押しもあって、インターネット上のマーケットで販売することになりました。マーケットにクリエイターとして登録し、わずか3カ月で目標としていた「注目のクリエイター」に選ばれ、半年で「関西で一番」の百貨店への出展クリエイターに選出され……。あれよあれよと目標をクリアしていったのです。でも、当時は「実力も伴わないまま、作品が独り歩きしているのでは……」とすごく不安でした。

その後も百貨店出展を2度させていただき、ネット上のマーケットでも、現在で総アクセス数は15万を超えました。百貨店出展の時は、遠路はるばる私に会うことを目的に来てくださった患者さんもいて、中には私に会えた喜びで涙ぐんでくださる方もいらっしゃいました。購入してくださった方からいただくメッセージはとても温かく、マーケットのページからブログを見てくださった方からは「こういった病気があることを知られてよかった」「実は私の母も……」と、すごく世界が広がった気がします。今も「いつまでも待ちますので、体調のよろしい時に……」と私の作品を待ってくれている方もいるくらいです。

そして昨年末、「難病患者」「母親」「クリエイター」というワードから、テレビ局の方からドキュメンタリー番組への出演依頼を受け、およそ1カ月間の密着取材を受けました。毎週東京から重い機材を持ってきてくださり、まさに密着取材なのでいろんな施設へ撮影許可をとってくださったり、本当に貴重な経験となりました。

◆ありがとう

私はよく、「ポジティブ」だとか「病を受け入れられるだけの精神力のある人」だと言われますが、そう意識したことは一度もありません。私が自分自身を難病患者だと認識するのは、大学病院に一歩足を踏み入れた時から診察を終えて病院から出るまでです。

それ以外は、自分を病人だとは意識していませんが、もしかしたらそれは「無意識的に自分が難病患者であることを受け入れられずに拒否している」からかもしれません。意地っ張りで負けず嫌いで、そのくせに弱い自分を守るために……。

日頃、我慢し続けて平気な顔をして過ごしていると、当然そのたまりにたまったストレスが爆発します。どうもこの病気は、女性患者さんならわかるかもしれませんが、私の場合、生理前1週間あたりから驚くほどに薬の効きが悪くなり、精神的にかなり不安定な状態になってしまいます。わかっていてもどうしようもなく苛立ちや悔しさや不安が一気に溢れ出すのです。

子どもたちに「そんな弱い姿を見せまい」と母親としての意識が働いてくれるのですが、そうするとその込み上げてくる苛立ちの矛先は旦那に向かってしまいます。ストレスを一気に爆発させた私が壊したものを、すべてなにも言わずに片づけて、私を責めることもせずに受け入れてくれます。今年で結婚11周年を迎えますが、そのうちのたった4年しか普通の家庭で普通の生活をさせてあげられませんでした。

彼の人生を大きく狂わせてしまったこと、これからの人生、さらに彼の負担になり迷惑になることを考えると、心のどこかに「1日でも早くこの人生を終わらせたい」と願う自分がいます。

今現在、オンオフがはっきりとわかり、自律神経も乱れ、徐々にではありますが当たり前のようにできていたことができなくなってきています。それでも「なにもしなくていいよ、生きていてくれたらそれで十分。そんな体で生き続けるのはしんどいかもしれないけど」と言う旦那に、私は「変な人（笑）」と返すしかできません。

でも、「ありがとう」といちばん言いたい人であることは確かです。

私は本当に「人」に恵まれています。出会う人すべてが温かくて、皆がこの病気を理解しようとしてくださいます。

とりわけ家族・親戚は、「あなたのやりたいことをやればいいよ」と言ってくれます。毎日欠かさず私の体調をメールで確認してくれ、通院には必ず同行してくれる母。はじめは消防士を目指していたのに、今は救急隊員として同じ区内で働いている弟。6つも年下で頼りなかったはずなのに、いつも気にかけてくれます。

私の病気が発覚して疎遠になった人も沢山いますが、そのあとに出会う方々は皆私を難病患者だと特別扱いはせず、でも「なにかあったら我慢しないで、遠慮なく言ってね」と見守ってくれます。

私はいったい何人の人々に「ありがとう」を言えばいいのかわかりませんが、本当に幸せなことだと思います。

この先何年この身体で生きていくのかはわかりませんが、最期の時に「ありがとう、もう休んでいいよ」と自分自身に言ってやれるよう毎日を大切にしたいと思っています。

ずっとそばに

夫　板東和也

◆妻の異変

次女の出産はとても大変なものでした。あと少しで産まれてくるという時に、胎児に異変があり、看護師さんたちが次々と妻の元へ集まってきました。そして緊急の帝王切開になり、手術を待っている時間は、これまでに感じたことのないとても長くつらい時間でした。

無事に出産を終えた後、そこから2年間、妻はそれまでどおり、育児と仕事をこなしていました。しかし、そのころから「歩くときにつまずく、足が前に出にくい」という話を妻から聞かされるようになりました。妻は自分の身体の異常を訴えていたのに、私は気に留めることなく、それどころか「運動したら？」なんてことを言ったこともあります。

身体の異変に我慢できなくなって市民病院を受診した時、医師が「あきらかにおかしい」と言った言葉は今でも忘れられません。そんな悪い状態だと思いもしませんでした。いちばん近くにいて、なにを見ていたのだろうか。妻のＳＯＳに気づいてあげられなかったこと、ひどいことを言った自分に嫌気がさしました。

ただ、その時に決めたことがありました。「なにもしてあげられないけど、そばにいてあげることはできる。妻のすべてを受け入れよう」と思いました。

◆病名確定

結局、市民病院ではあらゆる検査をしたにもかかわらず病名がわからず、その間の妻は精神的にもかなり不安定な状態でした。そして大学病院へ転院となり、ネオドパストンの投薬がはじまり……。ほどなく「若年性パーキンソン病」と診断されました。やっとわかったんだという安堵と、やっぱり病気なんだなという落ち込みの両方の気持ちが入り混じって、本当に複雑な思いでした。

聞いたことのある病名でしたが、症状などまったく知らなかったので、まずはインターネットで病気の症状や、進行していくとどうなるのか、病気は完治するのか、など調べました。高齢者の病気になぜ妻がなってしまったんだろう、正直この先、育児や仕事などどうしていくのか、とても不安になりました。妻自身も病名がわかった安堵と、またその反面落ち込んでいる様子でした。

〈その頃の自分のブログより〉

早く病院に行けばよかった

異変に気づいていても、異変を重要視してなかった

１番身近な存在で、１番大切な存在なのに……

「つらかったね」

自分は言ってあげなかった
それどころか、

「動けば大丈夫じゃない？」と……

楽観的な言葉

後悔しても意味はない
これからどうするか、なにをしてあげられるか

対処を遅らせた自分が情けない
後悔……、だけど
自分が気持ちを明るくしないと……
これから先、なにがあっても、
「ごめん」と謝るのは自分だから
「ごめん」は言わないで……
これから先、普通の当たり前が、訪れますように……

◆ある日妻がはじめたこと

妻は「手芸なんてしたことがない」と言っていましたが、ある日ミシンを購入し、動ける時間があれば毎日のようになにかしら物を作っていました。周りからも好評だったようで、はじめて手作り市に同行した時、知人を含め多くの人が妻の作ったものを購入してくれているのを見て、少しほっとしたことを覚えています。

その後もどんどん幅が広がり、百貨店への出展が決まった時はすごく驚きました。その一方でそのころに薬の変更などがあり、店頭で立っていることや行き帰りのことがすごく心配でした。１週間の出展は結果的に成功したようで、またさらに飛躍する一因になったようです。しかし、身体への負担はかなりあったようで、顔色も悪く、もう長時間の外出は難しいかもしれないと、病気の進行にも気づかされました。ただ、妻はどんなにしんどくても一度決めたことは無理をしてでもやりとおす性格。痛い、しんどい、を一切顔に出さない。なので気づいたときには……といったことも何度もありましたが、それでも再び生き生きとしている妻が見られて少しほっとしました。

◆人に恵まれて

産まれた時から血管腫を持ち、現在パーキンソン病という難病もかかえています。それでも一番しんどいはずの妻は、いちばんの頑張り屋さんで、弱みを他人には見せない負けず嫌いです。物づくりに対しても妥協という言葉がありません、私がよしとしても妻は自分が気に入らなければ試行錯誤をくりかえし、よりよい物に仕上げます。そんな頑張り屋さんの妻は、子どもや私にとって自慢の存在です。

決して諦めない、弱みを見せない、前を向く姿にはただただ感心します。そんな彼女だからこそ魅力があり、みんなが惹かれる存在なのだと思います。身体は不自由でも、妻は「人」に恵まれたのではないでしょうか、医師、親戚、そして手作りをはじめてからの出会う人たちもとてもいい人ばかりです。

そんな方々に支えられて、私は彼女になにもしてあげられませんが、ずっとそばにいて、せめて「心の支え」になってあげたいと思います。

西本愛さんをはじめて知ったのは、偶然見たテレビ番組でした。その番組は、２００８年10月NHK教育テレビ「福祉ネットワーク」で放送された、若年性パーキンソン病と闘うロック歌手、知る人ぞ知るハードロックバンド「44マグナム」のボーカルとして活躍した歌手・梅原達也さん（当事47歳）を取り上げた番組でした。

梅原さんは、若年性パーキンソン病と闘いながらライブを続けているのですが、その番組では、それを知った広島在住の愛さんが梅原さんにメールを出したところ、わざわざ梅原さんが愛さんらのコンサートを見に広島市内まで来て、愛さんに対面するという場面が紹介されていました。愛さんもまたトロンボーンを専門に、音楽活動をしていたのです。

当事、愛さんは、まだ23歳くらいだったと思います。広島の方だったこともあり、なんとかお会いしたいとは思ったのですが、広島県といっても広く、広島のどこにいるのかわかりませんでした。方々の患者さんから情報をいただき、やっと愛さんの居場所がわかったのは、すでに２０１０年の初夏になっていました。愛さんの住所がわかったときの衝撃は忘れられません。なんと、愛さんのお住まいは、私の勤務する呉市の大学から自転車で5分とかからない超ご近所でした。

実際お会いしてみると、本当に若くてテレビで見た以上にかわいらしい方でした。そしてなんと、この時、１歳になる赤ちゃんを抱えていました。この病気になってから出産した人は、藤木五月さんら何人かは知っていましたが、実際にお目にかかれる機会はめったになく、私にとっても貴重な出会いでした。

そしてその年から毎年、「難病看護論」という私の授業で看護学生への特別講義をしていただいたり、大学の公開講座や日本難病看護学会での講演に来ていただいたり……。愛さんの講演は、学生にとってもとても魅力のあるものです。そして、愛さんは、2年前に二人目のお子さんを出産し、今は2児の母です。

さらに驚くべきは、手記の中にもありますが、愛さんは現在、二人の子育てをしながら仕事（パート）までしています。まさに尊敬に値します。上のお子さんはもう小学校の2年生、下の子の面倒もよく見て、すっかりお姉ちゃんになってきました。

なお、授業のほうは、最近では、愛さんよりさらに若い、本書にも寄稿していただいている北条千秋さんと二人で講演をしてもらっており、北条さんが主に恋愛関係、愛さんが出産や子育て関係と、役割を分担しています。この授業の内容の濃さは、おそらく全国にも例を見ない貴重なものです。話を聞ける学生は幸せだと思います。

また、最後にご主人からの「ひと言」と、第2子の出産に立ち会った産科医の末光博雄先生の「特別寄稿」も掲載しました。

私の生き方

広島県　西本愛

私は今年32歳になりますが、若年性パーキンソン病であると診断されたのは、2006年の3月、21歳のときでした。当時私は、音楽大学に通っていました。4年生になる前の春休みのことです。症状自体は高校生のころには確実に出ていましたが、いつからなのか正確にはわかりません。病歴11年目ということで、まだまだ少ししか経験していませんが、その中で感じたことや考えたことについて紹介したいと思います。

◆病名の診断

私は手の震えがひどくなったのをきっかけに、近所の脳外科を受診しました。そこで「若年性パーキンソン病かもしれないから」と言われて、大きい病院に検査入院をしました。

人生ではじめて「若年性パーキンソン病」という名前を聞いた私は、すぐにインターネットでいろいろと調べてみました。すると、いままでなにかおかしいな、と思っていたことがその病気の特徴として記されており、入院する前から「私はきっとこの病気に間違いない」と思いました。

具体的には、手の震えや、つまずきやすい、といったことです。とくに震えに関してはずっと前からで、高校生のときにはボーッとしていると視界に入る前髪がいつも小刻みに震えていて、友だちに指摘されると「アル中～」と、冗談にしていました。そのほかにも、眠るときに足がムズムズすることや、飲み物が口からこぼれてしまうこと。右足を引きずるような歩き方、走り方が変だと言われたこと。今まではただの点と点でしたが、それらが「パーキンソン病」という線でつながった気がしました。

1週間ほどの検査入院ののち、病名を医師の口から告げられるとき、私は両親と一緒でした。「若年性パーキンソン病です」と言われたとき、私はショックや驚きよりも、「やっぱりね」という感想でした。ショックという点ではおそらく私よりも、両親のほうが大きかったと思います。

「妊娠や出産はどうなりますか?」

という父の問いに、

「私はこんなに若い患者さんを診たことがないのでわかりません」

と、医師は答えました。

「わからないってどういうことだ」

と、父は憤っていましたが、実際にそうとしか答えられなかったのでしょう。

そして私は、「そうか、そんな心配もしなきゃいけないのか」と、その時はじめてぼんやり考えたのです。

また、私は小さい時から、ぜんそくやアトピーなど割と病気がちでした。退院するとき母は私に「愛

郵便はがき

恐縮ですが切手をお貼り下さい

101―0064

千代田区猿楽町2―5―2
小山ビル

（受取人）

（株）あっぷる出版社

■お買い上げいただいた書店名、年月日

市区町村　　　書店　　　年　　月　　日

■この本を何でお知りになりましたか

①新聞（　　　）②雑誌（　　　）③書店で見て　④知人の紹介
⑤図書目録　⑥ダイレクトメール　⑦その他（　　　）

通信欄

ご記入いただきました住所・氏名・Eメールアドレス等の個人情報につきましては、今後の企画の参考とさせていただきます。それ以外の目的には使用しません。ご協力ありがとうございました。

あっぷる出版社　愛読者カード

難病患者の恋愛・結婚・出産・子育て

■この本についてのご感想

■その他ご意見

お名前	（フリガナ）　（　　歳） 男・女	勤務先	
ご住所	（〒　　　）　TEL　（　　） 電子メールアドレス　@		

ちゃんにばかりいろんな病気でつらい思いをさせてごめんね」と言われました。「なに言ってんの、お母さんのせいじゃないし！」と答えたその気持ちは今でも同じです。でも、自分自身も母になった今になって考えると、母はきっとつらかっただろうと胸が痛くなります。

昨日まで普通の人だったのに、私は退院して突然難病患者になりました。手が震えていたのも、つまずきやすかったのも、それはどうやら普通のことではなかったようで、薬を飲んで症状を抑えなくてはいけません。薬を飲めばすぐによくなる、というものでもなく、飲みだした薬のせいで副作用に悩まされました。

のどが渇いて血の味がしました。急にめまいがして、地面の奥底に吸い込まれていくような感覚に襲われました。そしてなにより今までと変わったのは、薬が効いている時間（オン）と効いていない時間（オフ）、というものが生まれたことでした。

もともと私の症状は、そんなにひどくありません。薬を飲まなくても、実際それなりに生活できていたのですから。震えは慣れてしまってなんとも思わないし、固縮の痛みも我慢すればよいのです。どうせ薬を飲んだからといって完治するわけではないのだから、いっそのこと飲まなくてもいいんじゃないかと思ったこともあります。

そうやって体調に波が出てくるようになると、あまり予定を立てられなくなってしまいました。人と会う予定はとくにです。ドタキャンをしてしまうこともしばしばで、それを許してくれる人としか付き合えなくなってしまいます。ドタキャンするのもだんだん申し訳なくなってきて、約束もあまりしなくなりました。アルバイトもやめました。

◆トロンボーン

大学で専攻していたトロンボーンも、思うようにいかなくなりました。私は右半身から症状が出ているため、右手でスライドを動かして演奏するトロンボーンを続けることは絶望的だと思いました。卒業後は、フランスに留学したいと思っていましたが、あきらめることになりました。

いちばん悔しかったのは、オーケストラの演奏会でした。どうしても体が動かず、本番の日、私は家から出ることができなかったのです。学内のオーディションで勝ち取った曲でした。「代理を立てるからゆっくりね」と言われた時、本番に出られない悔しさもありましたが、「今回は学校の演奏会だから代理を立てられるけれど、将来演奏家として活動していくならば絶対にあってはならないことだ、演奏家になる資格はない」と言われたような気がして、かなり落ち込みました。

病気だとわかった途端、当時仲がよかった男性とは、連絡が途絶えてしまいました。腹が立ったりも一瞬しましたが、それが現実でした。それ以降、人と付き合っていく時に、どのタイミングで病気のことを伝えるか、というのを考えるようになりました。

わざわざ「はじめまして、私は病気です」と言うのも、おかしい気がします。でも、だいぶ親しくなってから、「実は……」と切り出し、距離を置かれた時のショックはなかなか大きいのです。

病気だとわかってしばらくは、落ち込むというより荒れていたと思います。「どうせなにやっても、いつかできなくなるんでしょ」と。そんな時、トロンボーンの先生に「右手がだめなら、左手で動かせる楽器をつくればいい」と言われました。

　そのころから、少しずつ将来に希望が持てるようになりました。もし、私が楽器をやっていなかったら、ひきこもってしまったかもしれません。そして、現在は先生のお力もあり、左手スライドに改造してもらった楽器を使って、地域のママさんブラスバンドで演奏を続けることができています。

◆夫との出会い・結婚

　もう一人、私を救ってくれたのは、今の主人です。主人には、出会った時にすぐに病気のことを伝えたように思います。

「そんなのは関係ない」

と言っていました。そして、今現在もそう言っています。実際のところ、私は夫の口から、私の病気のことについて聞いたことはほとんどありません。興味がないのか、実はいろいろ調べていて、その上で黙っているのか、そのあたりもよくわかりません。

　結婚しようか、となったとき、私は嬉しいような申し訳ないような、複雑な気持ちでした。

　主人のご両親は、「そんな病気の人を嫁にもらって大丈夫か」と心配していたそうです。健康な人が相手であればしなくていい苦労をするであろうことは、誰の目にも見えているということです。

　一緒に生活していくうえで、私は絶対に病気を言い訳にしたくありません。なぜかというと、パーキンソン病というのは、私とは別の生き物でありながら私の一部だからです。よく「闘病」という言葉をききますが、私は病気と闘ってはいません。今のところ、治らないと言われている以上、病気と闘うことは無意味です。早く受け入れて、自分の一部にし、共存したほうが賢明です。だから私は、病気を否定されると、自分が否定されるような気がするので苦手です。

主人とは結婚する時に、「子どもは無理かもしれない」と話していました。最初は家事ができるかも不安だったのですが、しばらく一緒に生活していくうちに自信もつき、お互いに「やっぱり子どもがほしい」という話になりました。妊娠を考えた時、心配なことはまず、遺伝のことでした。私自身が遺伝性でないことは検査でわかっているのですが、子どもに遺伝するかどうかはわかりません。

そして、私自身がきちんと育てられるか、というところも心配でした。ですが、こればかりは心配してどうにかなるようなことではないし、案ずるより産むがやすしとはまさにこのことで、「とにかく頑張ってみよう」という結論になりました。

◆妊娠・出産

そうしていま、小学2年生の長女と、2歳4カ月の長男、ふたりの子どもが、私たちの元へとやって来てくれました。

妊娠を希望する場合は、まず主治医と相談し、妊娠中でも飲める、と言われている薬に切り替え、妊娠を待つ、という形をとります。私の場合はネオドパストンを飲んでいたので、それはすぐに外されました。

長女のときは、計画的に、わりとすぐに授かることができました。長男の時にはタイミングが合わず、薬の調節も合わず、完全に諦めていたところに授かることができました。５歳差と少し歳が離れましたが、ひとりひとりとゆっくり向き合うことができ、落ち着いて育児をできるので結果的にはよかったと思っています。

どちらも５週目相当のときに気がつき、妊娠の陽性反応が出てからは、薬は中止しました。私は妊娠したら薬は絶対に飲まないと決めていました。万が一のときに、自分を責める原因になるようなことは、できるだけ減らしておきたかったのです。それに、妊娠中でも飲める、というわりに、参照できるデータは当時３件しかありませんでした。

長女のとき近所の産婦人科に、妊娠を確認しに行くと、

「このような持病がある方は診る自信がありません」

と、正直に言われてしまい、健診から出産まで、当時神経内科でお世話になっていた広島市内の広島大学病院に通いました。

長男のときは、妊娠がわかるとまず、神経内科の主治医に相談しました。長女が幼稚園に通っているので、できれば居住地の呉市で出産をしたかったのです。するとたまたま、呉にある産婦人科の先生がお知り合いということで、紹介をしていただくことができました。前回は大学病院での出産だったので、できれば個人病院で、と思っていたので、とても嬉しかったです。

妊娠の経過としては、普通の妊婦さんと変わらないのではないかと思います。とくに病気だからといって、なにかがあったようには思いません。唯一つらいなと思ったのは、薬を飲まないことで、むずむず足の症状が抑えられなくなったことです。なかなか眠れませんでした。後期になってくるとおなかも大きく

なり、バランスが悪くなってきたので、転倒防止のために杖を使ったりしました。

幸い、二人とも自然分娩で出産できました。産まれてからも、母乳で育てたいので、薬は飲みませんでした。薬を飲んだ後、2時間以上開ければ薬の影響は減ると言われましたが、そんなのは無理です。

長女の時は、2歳3カ月まで授乳をしていました。動きも活発になり、ついていけなくなったこと。夜間授乳の間隔がずっと3時間で、いい加減朝まで寝たい！ と思い、授乳をやめました。

長男は、1歳7カ月の時に授乳をやめました。理由は息子が1歳3カ月になったときに、私がパートをはじめたことです。夜間の授乳を続けると、睡眠時間が足りなくて日中とてもしんどいのです。

◆薬を飲まないという選択

そして、今現在でも薬は飲んでいません。理由は大きく二つで、オン・オフの時間ができると困ることと、金銭的な理由です。

まず、仕事の話をさせてください。先ほども書きましたが、私はちょうど1年前に近所のスーパーでパートをはじめました。長男が幼稚園に入ったら、と思っていましたが、子どもも二人になり、のんびりしたことも言っていられなくなりました。とにかく生きていくには、お金が必要です。

子どもが小さいうちは、できるだけ家にいたいのと、この身体でフルで働くのは無理なので、仕事は1日4時間です。昼間は子どもを見てくれる人がいないので、主人が帰宅した後、子どもたちの世話は任せて今度は私がパートに出る、という生活をしています。条件に合う仕事が見つかったことは、本当にありがたく思います。

当たり前ですが仕事の日は前もって決まっていますから、急に休むことはできません。オン・オフがあると困るというのは、ここがいちばん大きいです。また、仕事の時間をオンにするために他をオフにする、というのは私の本意ではありません。

身体はしんどいのですが、収入が増えたことで生活は安定するようになりましたし、育児や家庭から離れる時間は気分転換になっているので、思い切って仕事を早くはじめてよかったと思います。

難病患者、とひとくくりにされてはいますが、もちろん環境はそれぞれみんな違います。金銭的に余裕があり「どんな治療でもトライしてみよう！」と思える人もいれば、できる限り最低限で、という人もいるでしょう。私は完全に後者です。最低限どころか、定期的に病院に行くことすらしていないので、不良患者です。

でもよいのです。行ったところでもうこの病気は治らないのです。医療を拒否しているわけではなく、とくに問題がなければ前向きな選択肢の一つとして、医療に頼らない、という選択があってもよいのではないかと思います。おそらく今、お金に余裕があったとしても、私は病院には行かないと思います。なぜなら困っていないからです。

もちろん、薬や病院を否定するわけではありません。それによって助けられたこともありますし、必要になればまたお世話になります。病院に行く・薬を買う・薬を毎日飲む、という一連の流れにかかるコストが、今の私には見合っていない、と判断したということです。

病院に行って、薬を飲んでいたときは、調子はまぁまぁよかったのですが、劇的に素晴らしく身体が動くようになった！　というわけではありませんでした。

とくに、私は震えや固縮の痛みが普段から気になっているのですが、震えは止まったものの痛みは相変わらずでした。歩行は問題なくできるので、薬を飲むとすり足が多少上がるようになる、という程度でした。


薬を飲むメリットはもちろんありますが、金銭面以外でも毎月病院に行かないといけなかったり、オン・オフの時間ができてしまったりと、デメリットもあります。

総合的に考えた時、私は波ができるよりも、普段から絶好調！　とはいかなくてもそこそこの状態を一定に保つ、というほうが生活に合っていると感じています。

ちなみに私の体力回復方法は睡眠です。とにかく寝ます。つらいときは子どもには申し訳ないですが、母が元気でいないと家庭が回らないという理由をつけて、とにかく体力回復を最優先にさせてもらっています。


風邪をひいたら、病院に行く人もいますし、行かずに自宅で治す人もいます。程度の差はありますが、それと同じように「病院に行かない」という選択があってもいいのではないか、と私は思うのです。

一人目を出産した後は、服薬を再開しました。二人目の出産の後のほうが大変なはずなのに、薬は飲まない！　と決めたのは、やはり金銭的なところが大きいということです。自分よりも子どもたちにお金をかけてあげたい、という気持ちが強くなりました。

◆病気を受け入れるとはなにか

私は普段、家から出たらできる限り普通の人と変わらない立ち振る舞いをするように意識をしています。それにはいくつか理由があるのですが、そのひとつは子どものためです。

子どもは素直ですから、ぷるぷる震えていたり、足を引きずって歩いていたりすることを「変なの！」と言われかねません。変な偏見を持つ子どももいるかもしれません。子どもだけでなく、大人だって同じです。どんな場所にも、うまく意思の疎通ができない相手というのはいるものです。そういう人全員に私が、「こうこうこうで」と説明することはできません。だから最初から隠しておくのです。

私の経験上、病気であるという事実がプラスに働いたことはほぼありません。アルバイトの面接でも、病気のことを書けば落とされてしまうことがほとんどです。どうしても働きたいとなれば「隠して働く」、というのが唯一の方法だと思います。正社員ならまだしも、アルバイト一人雇うのなら、わざわざ病気の人を雇う理由がないのは私でもわかります。

以前は、「病気を隠す」ということに、抵抗というか、反発していました。「悪いことをしているわけではないのに、どうして隠さなきゃいけないのか」と。ですが、世の中にはいろんな人がいます。それにどうしても病気はマイナスイメージです。私は今まで生きてきて、病気のせいでいろいろなものを失いました。その中で得るものももちろんありましたが、健康なことを大前提にしたこの社会の中では、病気であることは圧倒的に不利なのです。

自分からあえて弱点をさらすのは、まったくメリットがありません。私が震えたり、ちょっと奇妙な動きをしていて、奇異の目で見られるのは構いません。でも、子どもは絶対に巻き込みたくありません。だから、私はこれからも、あえて病気は隠したいと思います。もう一つ付け加えると、私は子どもたちに病気のことは話していません。これは隠しているわけでもなんでもなく、とくに話す必要性を感じていないからです。時が来ればなんとなく気づくかもしれないし、そうしたらその時に話せばいいと思っています。

ちなみに「隠す」というのは、表面上、ということです。見た目の特徴に表さない、というだけのことで、病気であることは否定しませんし、受け入れています。病気を受け入れる、というのは、よく聞く言葉ですが、私は、新しい価値観を作り出すことだと思っています。病気になる前は、自分の体や意識は、自分ですべてコントロールできると当たり前のように思っていました。「人生思いどおりにいかない」と思っている人もいるかもしれませんが、意識するほどでもない最低限のレベルでは、みなさん十分思いどおりです。

普通の人は、時間どおりに行動できます。立ちあがろうと思えば立ち上がれるし、食べようと思えば食べられます。でも、病気になってそれが当たり前にできなくなった時、できたころの自分と、できなくなった自分のギャップに悩みました。

ですが、その「できて当たり前」という価値観を、「できる時にやればいい、できないことは悪いことではない」というふうに、自分の物差しを変えるのが、病気を受け入れるということだ、と、私は思います。

しかし、受け入れてからも、苦労は続きます。世の中の大半の人は、できて当たり前なのですから、その価値観のもとで社会は動いています。その考え方は完全に捨てることはできません。当たり前にできる、できないという、自分の中のギャップは乗り越えられても、自分と社会のギャップはずっとうまらないのです。

この「自分の思うようにならない感覚」というのは、育児もまったく同じだと思います。まずは妊娠した時点で、自分の体がまったくコントロールできないことに驚きます。さらに、子どもが産まれてからしばらくは時間どおりになんて行動できません。子育てに関しても、自分のこうしたい、という理想と、実際現実に起きていることのギャップがストレスになる人も多いのではないでしょうか。出産するまでは「私」のことだけを考えてきましたが、出産後は「私と子ども」を中心に考えないといけなくなっています。

子どもは当然自分とは別人格ですから、思いどおりにいくはずはありません。今までなんでも思いどおりにしてきた人にとっては、ここは大きなストレスでしょう。しかし、自分自身の体さえ思うように動かせない私にとっては、なにかを思いどおりにすることはできないというのが前提です。だから人のことをどうこうしようとは思いませんし、できるはずもないのです。

このことは病気のおかげで経験済みでした。病気の場合も根本的には同じです。だから私は、病気と共存しているのです。

◆発想の転換

私は、難病患者という立場上、「大変なことはありませんか?」と聞かれることがありますが、いつも返答に困ってしまいます。大変だと思えば、大変なのかもしれません。でも、私はあまり大変だと思っていないのです。

たとえば、私は右利きですが、右半身から症状が出ていますので、右の力が弱いのです。右利きの人は、ペットボトルを開けるときは右手で蓋をひねるでしょう。でも、私は右手で蓋を抑え、左手で本体をひねります。「なーんだ、そんなこと?」と思われたかもしれません。その程度のことです。

また、病気になるまでは「なんでも一人でやってやる」と思っていましたが、無理だということがわかったので家族や友人に助けを求めます。信頼関係を築けるように、積極的に人と関わるようにもなりました。自分がやれるだけのことをやったうえで、誰かに手伝ってもらうことは、恥ずかしくもなんともないということも学びました。

私は病気になり、ないものを数えるのをやめました。普段生活をしていて、「お金がない」とか、「時間がない」とか、「〜がない」と思うことはありませんか? わからない、できない、知らない。それって、本当にそうなのでしょうか?

5分という時間があった時、「5分しかない」と思うか、「5分もある」と思うか。同じ5分という時間を、長いと感じるか短いと感じるかは、その時の自分の状況次第だと思います。ということは、その状況にどう意味を付けるかはいつだって自分次第ということです。

どんな状況でも、「あれもできない、これもない、あれもなくなった」とないものばかりを見て生きるより、「まだできることがある、あれもある、これもできる」という今の自分の中にあるものに目を向けて生きていくほうが、ずっと幸せだと思いませんか?

そう、発想の転換です。価値観や、考え方の物差しを変えること。病気になり、自然とそれが身につきました。なので、大変だと思うことはあまりありません。

私は私自身を素晴らしい人だ、とはまったく思いませんが、子どもたちを出産できたことは誇りに思います。たまに落ち込むこともありますが、子どもたちの笑顔を見ると、がんばろうと思えます。本当にありきたりな表現ですが、子どもたちは宝物です。自分が子どもを産んで、親のありがたみもわかりました。しょうもないことで叱ってしまって自己嫌悪に陥ったり、夫婦げんかもたくさんしました。私の理想は、私の母親のような母親になることなのですが、なかなか近づけているとは思えず、試行錯誤の日々です。

それでも、こうやって家族とともに成長する機会をもらったと前向きにとらえたいと思います。

もちろん、薬をなしにしたりするのは、全員ができることではありません。私の病状が軽いからできたことかもしれません。ですが、「がんばってみよう!」と思えるうちは、どんなことでも無理のない範囲で挑戦して損はないと思います。病気になったからといって、挑戦してはいけないということはありません。毎日おとなしく、ベッドで寝ているのが病人ではないのです。やりたいことは、やっていい。当たり前のことです。

今回の私の体験談が、病気のあるなしにかかわらず、なにかに挑戦してみたいと思っている方の後押しになれば幸いです。きっと幸せが待っています。

そして私自身も、主人と、子どもたちのためにも、これからも笑顔でいたいと思います。ありがとうございました。

夫よりひと言

家事や育児は他の家庭の主婦と同じくらいにしていると思います。日常生活においても、とても病気をしている人には見えないくらい元気です。

やはり、病気のことで妊娠から出産はとても不安でした。妊娠中は薬を飲んでいなかったので、出産時には体力は持つのかとか、マイナスなことばかり考えることもありました。

ですが、無事に何事もなく元気な子どもを生んでくれたので、とても嬉しかったです。愛のからだがつらいときには、子どもと一緒に支え、家族みんなが笑顔の絶えない家庭を築いていけたらと思います。

特別寄稿　はじめての若年性パーキンソン病患者の出産に立ち会って

末光産婦人科医院（広島県呉市）院長・産科医　末光博雄

キッカケは1本の電話からはじまりました。
「若年性パーキンソン病で妊娠6週の患者さんが、呉で出産したいとのことで先生お願いできますか？
現在は休薬中で第1児も広島大学病院で出産しましたが、妊娠中・産後2年3カ月休薬し完全母乳育児でした」とのことでしたので「それでは当院にて妊婦健診をさせていただきます。症状が悪化するようなら公的病院へ紹介させていただきます」と返事しました。

初診時　妊娠6週＋6日、経膣超音波にて胎児発育良好・心拍（＋）、予定日2014年3月8日と決定しました。

その後妊娠経過も順調で、パーキンソン病の症状悪化もみられませんでしたが、26週＋0日で発熱38・4℃、息苦しさを訴え受診、SpO^{2} 90～91％と低下していましたので肺炎を疑い呼吸器科へ紹介しました。肺炎球菌性肺炎で国立の呉医療センターへ10日入院しましたが、それ以外は特に問題もなく40週＋2日で、分娩時間5時間21分で男児3016g、身長48㎝、頭囲33・5㎝、胸囲32㎝、APGAR9、臍帯動脈血ガスPH7・362で経膣分娩されました。

外見上も特に異常ありませんでした。産後も3日目より母乳栄養で聴力検査・黄疸の検査も異常なく産後5日目に退院されました。

はじめての若年性パーキンソン病患者さんの出産に立ち会って感じたことは、女性患者の場合、
○結婚前に若年性パーキンソン病の診断がつくと「この病気では結婚や出産は無理だろう」と思っている患者さんが多いと思います。
○縁があって結婚された場合は次に「この病気で妊娠しても大丈夫だろうか?」と不安に思われる患者さんが多いと思います。
○運よく妊娠した場合はまず「薬の影響が赤ちゃんに出るのではないか? このまま薬を飲み続けて五体満足の子どもが産まれてくるのか? 赤ちゃんのためには薬を止めたほうがいいとはわかっていても、自分の症状が悪化すれば充分な育児ができないから子どもを守っていけるかどうか?」など別な不安が出てくると思います。
○無事元気な赤ちゃんを出産した場合は幸福感や安堵感を味わう一方で、薬を止められなかったお母さんにとっては「薬の影響で母乳で育てられない」、薬の量を減量したため「赤ちゃんの身の回りの細かい世話ができない」などの新たな悩みに直面します。

しかし今回は、ハイリスクの妊婦さんを取り扱う公的病院ではなく、私どものような診療所での出産ができたということは非常に重要なことだと思います。

若年性パーキンソン病の患者さんは1万人に0・5~1人　国内では5000~10000人と言われています。ほとんどの患者さんがこの病気のため人生に悲観的になり、病を隠して生活という傾向にあり

ますが、西本さんのように（すごくまれなケースだとは思いますが）リスクの少ない妊婦さんと同じような環境で出産できるケースもあります。

この本の編著者である広島国際大学の秋山智先生が言っておられますように「ふるえても、すくんでも、それでも前へ」と、前向きに一歩一歩踏み出して行けば元気な赤ちゃんを授かるという希望をもって、日々頑張っていただきたいと心より願っております。

末光産婦人科医院
http://nttbj.itp.ne.jp/0823211087/index.html

雨よ 雨よ 雨よ
ぼくのともだちよ
傘を忘れたふりで 駆け出せば
涙 洗う雨よ
時に かなしみは ぼくに重すぎて
雨よ 雨よ 雨よ
泣かせておくれ 雨よ

雨よ 雨よ 雨よ
ぼくのともだちよ
しずく落ちるほど 濡れてしまえば
心 愉快になる
信号も アスファルトも
水 跳ねて 輝いてる
傘 投げて
雨に抱かれて行こう
雨よ 雨よ 雨よ

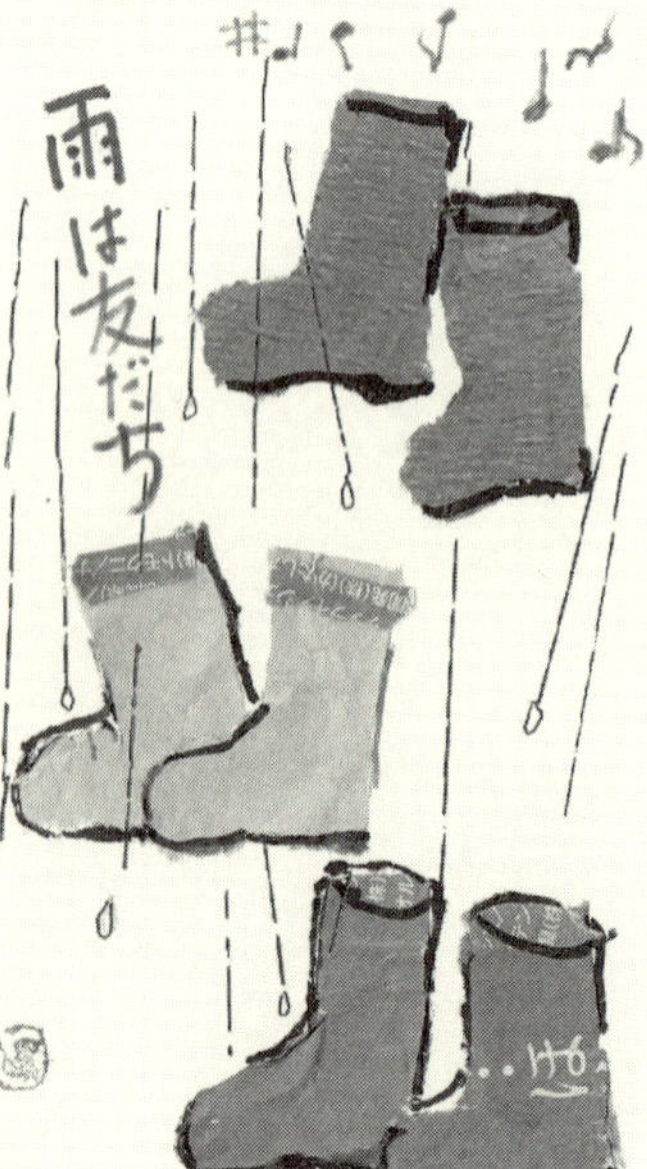

雨が 肩を抱く
しっとり 肩を抱く
大丈夫 きみはまだ大丈夫
あおげば 雨が笑う

〜「雨はともだち」 byげんきなこ〜

新聞ちぎり絵：世良敏子

釣りキチの元気さんは、小さい頃、夏休みになると10時のサイレンを待って近くの川に走ったそうです。そして橋の上から覗く流れにハヤやカマツカを見つけてワクワクし、午後からの魚捕りの計画？を練っていたそうです。

しあわせな気持ちにしてくれる思い出の登場人物が、魚だったり川だったりするのは、元気さんだけではないでしょう。私にも、オシロイバナや海の漂流物やマツボックリなど、友だちのように親しい気持ちになる自然があります。

そんな「懐かしいともだち」が、ささくれた心をふっと柔らかくしてくれる、そんなことが誰にもあるような気がします。

（音楽ユニット「げんきなこ」きなこ）

第2章　妻のこと（夫より）、そしてその返信

前の章でも書きましたが、私が藤木さんご夫妻とはじめてお会いしたのは、2006年の夏、北海道西興部村の藤木さん宅でした。

その時は、別の患者さんと一緒に伺ったのですが、藤木さん夫妻はとても暖かく私たちをもてなしてくださいました。実は、訪問する少し前に、たまたまテレビの特集番組で藤木さんご夫妻が紹介されていたのを見ていました。実際にお会いしてみると、番組で見たままの仲のよいご夫妻で、当事小学校6年生だった和磨君もいて、実に居心地のいい雰囲気でした。

五月さんは、この病気で出産・子育てをしていることから何度かテレビや新聞などでも取り上げられていますが、一方でステンドグラス制作の達人としても、西興部村のホームページにも紹介されています。村中で五月さんを知らない人はいないくらいに、村の皆さんに見守られて生活しています。しかし五月さんは必ずしも村にじっとしているわけではなく、病気の進行にも負けずに、全国の多くの他の患者さんたちとも交流しており、その行動力はいまだ健在です。

そして、その裏にはご主人の康一さんの存在があればこそということが、以下の原稿を読むとよくわかります。当事まだ小学生だった和磨君も、今はもう成人して社会人です。とりあえず子育てを終えた五月さんご夫婦ですが、まだまだ全国あちこちでお会いできそうです。

ともに

北海道　藤木康一

◆出会いと結婚

1994年1月、五月と入籍した。正月早々、埼玉県の飯能駅に大きな鞄一つで降り立った彼女を自転車で迎えに行った。式は挙げなかったが、一応結婚写真を撮り、指輪を贈った。ただ五月が贅沢を望まなかったので、指輪は手づくりしたものだ。

当時、私は木工造形作家を夢見て、東京都檜原村の山奥で創作活動を続けていたが、霞でお腹は膨れず、平日は飯能市の材木屋で日雇いをしていた。巷ではフリーマーケットやクラフトフェアが流行っており、休日になると工房での作品制作とフェア出展でそれなりに忙しい日々を送っていた。

五月の叔母はステンドグラス作家であった。飯能市に工房を構えて活動していたため、クラフト仲間として必然的に顔を合わせることになる。その叔母の下で、1年という期限付きで見習いをしていたのが五月であった。叔母は器量好しで自由奔放、何人も気楽に受け入れる方で、私もそれに甘えて自宅兼工房にお邪魔し五月と出会うこととなる。親戚同士、器量は受け継がれているようだったが、難病を抱えているためか少し寂しげであった。当時、私はパーキンソン病自体をよく知らなかった。薬を飲み続けないと体が動かなくなると聞き、ただただ可哀想な人なんだなと思うだけであった。

出会ったのは入籍前年の秋だったが、その年の暮れには実家である岩手県に帰る予定であること、自分が若年性パーキンソン病であること、そして少なからず私に好意があるようなことを聞いた。

私も32歳にもなって結婚を考えないわけではなかったが、仕事と金銭面、なによりまわりの女性が作家ばかりで……。私感になるが、私のまわりの男性アーティストは、一様に創作活動と食い扶持を秤にかけながら綱渡りで将来を見据えていたのに対し、女性アーティストは、花火を打ち上げ収まったら「結婚があるさ」とばかりに勝気であった……。ついぞ「嫁に来るなら来い！　俺が面倒見てやるから」と、男気を出せる場面には出会わなかった。

しかし、五月は違っていた。か弱かった。この人はたぶん一人では生きてはいけないだろうと思った。金銭的には一人も二人もさほど変わらないし、医療費もかからないと聞き、打算的だがはじめて男気を出した結果であった。

クリスマスの日に告白し、年が明けたら早々に岩手の実家に挨拶に行くことになった。まず、暮れのうちに五月だけ先に実家に戻り、元旦早々、私は家族水入らずの午前中を避けて五月の実家へと向かった。そして午後一番で挨拶して、五月を貰い受けることを承諾してもらった。

古い蔵を改装したボロアパートに来てもらうまで、出会ってからわずか2カ月ほどだった。

◆子どもを授かる

新婚時代は、ご多分に漏れず楽しかった。子どものころは鍵っ子で独身が長かったため、とにかく、家に誰かがいてくれて電気が灯っているだけで嬉しかったし、二人でいると貧乏も楽しめた。

五月には、できそうなことはできるだけ手を出さずに自分でやらせた。「できない時、困った時には言うように」と言付け、家事はもちろんのことフェアの商品づくりも手伝ってもらった。

新婚旅行といえば、幌付きトラックに展示作品をたくさん積んで、松本クラフトフェアに参加したこと。幌の中で一夜を過ごし、クラフトフェアでは同じく参加した作家仲間と親交を深めた。五月にとってははじめての経験らしく、自分の作った商品が売れるのを楽しんでいた。

楽しい思い出は尽きないが、そのころの五月は、本人が「お地蔵さん」という状態（日に数回薬が切れたときに固まってしまう状態）を除けば、なんら健常者と変わりはなかった。それでも子どものこととなると五月は眉をひそめた。病気のこともあってなかなか前向きに考えず、「病気のことを考えていない」とか「こんな体で子どもなんて産めないし育てられない」と悲観的であった。しかし、私は楽観視していた。子どもができればそれなりになんとかなっていくものだと、そして母親になれば強くなれると……。医者にも相談したが、薬の調整次第で大きな問題はなさそうであった。

体格がよく子どもの授かりやすい体質なのか、まもなく五月は妊娠した。私は素直に喜んだが、五月は産まれるまでのことを考えて複雑な思いだったようだ。予定より1カ月早かったものの無事出産し、私の活動拠点が檜原村数馬集落だったことから、子どもに「和磨」（漢字は変えた）と名付けた。生活のほうは、叔母のご主人が営む人材派遣の会社に入り、ある程度の収入が得られ、将来を見据え各種資格も習得した。作品づくりは公募展に絞り出品するようになっていった。

◆子育て

子どもが産まれたのを機に、壁一枚隔てても隣人の鼾の聞こえるボロアパートを引き払い、作家仲間の伝手で埼玉県日高市にある畑の中の小さな一軒家に引っ越すこととなった。小さな庭には、以前勤めていた材木屋から古い休憩小屋を貰い受け、自力で組み上げ工房と自宅がひとつとなった。これで3時間かけての工房通いも終わりを告げた。

子育ては失敗の連続だった。夫婦二人だけで身内も親戚も近くにいなかったため、子どもの扱いを知る術がなかった。まだ首の座っていない息子を連れてスーパーに行き、知らないおばさんに怒られたこともあったし、少し目を離した隙にベビーカーごとひっくり返って怪我を負わせたこともあった。1歳になるまでに何度病院に行ったことか。幸い近くに大学病院があり、五月ともどもお世話になった。

五月はもう治らない病気と諦め、少しでも子どものために良好な状態を保てるよう努力していたが、子どもよりも五月の体調中心の生活には変わりはなかった。

◆流産

このころ、私の頭の中には、将来の見えない派遣業に対する不安と、多少の蓄えを元手にした独立心があった。バブル期に大きく飛躍できなかった無念と、30代半ばという年齢がそうさせたようだ。週末ごとに別荘地に通い、アトリエ兼ショップ候補地を物色していた。

ほどなく物件は見つかった。手付金を払い、話が進むことを今か今かと待ち続けたが一向に進まない。

まるで「この地はあなたが来る所ではない」と言わんばかりに。このころ、五月は二人目を妊娠しており、長男同様早産の恐れがあるため早めに入院させていた。ところが二人目だと安心しきっていたのが間違いだった。突然お腹の子の心臓が止まったのだ。原因が病気のためかどうかはわからないが、私が病院に駆けつけた時にはすでに遅かった。五月は子どもの顔を見ることもできなかったが、「ひだか」と名前まで決めていた私は、子どもの顔をしっかり記憶に留めた。

子どもは産まれる寸前だったため、遺骨として受け取った。その後も近くに身内がいない悲しさか、遺骨をどうしていいかわからず、近くのお寺に持ち込み「檀家でもないのに」と世間知らずを笑われた。その後父親が亡くなり、同じ納骨堂に納めるまで手元に置くこととなり、せめてもの慰めと小さな仏壇を手づくりした。

仏壇のおかげで、ことあるごとに五月は「和磨、ひーちゃん（ひだか）のお兄ちゃんだものね」「これ、ひーちゃんにあげてきて」と声を掛けていたため、信仰心のない私より和磨のほうが「ひだか」の命日を知っていたりする。

◆転機

たぶん二人目が産まれていたならば、この時期に引っ越すことはなかっただろう。北海道の両親と一緒に暮らす兄が、突然心臓病で倒れたのだ。父親もすでに病身で寝たきりであったため母親だけが頼りと知った。しかし、それはそれである。こちらにも生活があるのだからと聞こえないふりをしていたところ、私より五月のほうが敏感に反応した。「帰らなくてもいいの」「帰ったほうがいいんじゃないの」と、病気のこともあり本人が一番「寒いところは苦手」と言っていた筈なのに、だ。

土地の話は一向に進まず、派遣先の会社の状況もあまり芳しくなかった。それに、今ならまだどこにでも行けるという思いがあった。作品づくりはどこでもできるし、北海道ならアトリエも安く手に入るだろう。思い立ったが吉日とばかり、五月の言葉に押されるように北海道移住を決意した。

1998年の秋、まだ残暑厳しい折、10月入社の約束で北海道旭川市にある小さな電気会社を目指した。引越しでは、叔母とその友人が避暑と観光を兼ねて一緒にトラックを借りて生活道具を運んでくれた。作品の多くは壊して捨てて、必要な機械だけを預けることにした。

◆新生活

住宅は会社の好意で、はじめてのマンション住まいとなった。五月の通院は、旭川医大が近くにあり問題なし。順調に行くはずだった。だが、たぶん自由人だった私のほうが悪いのだろう。会社の社風に合わなかった。五月も、近所付き合いの乏しいマンション住まいに寂しさを感じていた。

そんな折、新聞紙面に小さな記事を見つけた。「男性木工指導員募集」、西興部村の美術館で臨時職員を探しているとのこと。ただ対象年齢は35歳まで。私はすでにオーバーしていたが光りが射した。調べてみると実家にも近い。休日を利用して美術館を訪ねた。すると普段いないはずの館長が対応してくれた。当時、私はある木工雑誌に雑文を執筆しており、館長も同じ雑誌によく寄稿していたため話が弾んだ。「大丈夫、年齢なんか関係ないから」。応募者は多かったがその言葉に押されて試験を受け、無事合格した。

1999年4月、北海道紋別郡西興部村の森の美術館「木夢」（コム）の臨時職員となった。しかし、今度は古い職員住宅だ。病院も隣町まで行かなければならない。それでも村の住民はよくしてくれたし、子どもが保育所に入ったことで、五月には母親つながりのたくさんの友だちができた。

◆現状

西興部に移住してから17年余りが経ち、私は正職員に昇格し、現在は施設の副館長を務めている。息子は、昨年成人し、札幌市で一人暮らしをはじめた。五月は少しずつ少しずつだが病気が進行し、外出時には車椅子が欠かせない。家事はこなしてくれているのだが、心配なのは転びやすくなったことである。

前に後ろに突然ひっくり返る。前に倒れた場合は、いつも膝を着きタコのようになった打撲痕が痛いのか、そのたびに涙を流している。後ろに倒れた場合は、さらに危ない。思わぬ突起に頭を打ち付け、何度流血したことか。できればバリアフリーの住宅でもと考えるが、すでにアトリエを購入しているため難しい。クッション材や手摺を張り巡らせて対処しているのが現状であるが、あと数年、定年を機会に生活すべてを改善しようと先延ばしする日々である。

◆非日常を

身体的な面では医師と診察による薬の調整にゆだねる他ないが、精神的な面では日常に変化やライフイベントを用意してあげる必要性を感じている。特に車椅子を使うようになってからは外出も少なくなったし、子どもの学校絡みのイベントがなくなってからは単調な日常がはじまった。普段はネット通信（スカイプ）などパソコンを使って自宅で色々な人と話をしたりカラオケをしたりと自分なりの楽しみは見つけているが、それでもたまに宿泊を伴う小さな旅行など計画すると、進んで宿を探したりして楽しげである。全国で開催される患者の交流会などでは、周到な移動プランと緻密なプログラムを練り上げ生き生きしている。診察日や地域の患者会などの日は、私の休日に合わせて調整し介護外出しているが、なにもない時はお互いの時間を大切にするよう心掛けている。

ところで、私と五月では旅のスタイルがまるで違う。五月は景色や風景よりも人に会うのが目的で旅に向かうのに対し、私はその土地の風景、地形、歴史などに興味を持ちひとり気ままな歩き旅をするほうである。

毎度、交流会などでお会いする皆さん。いつも五月を預けてどこかに消えてしまう私をお許し下さい！またどこか見知らぬ街の見知らぬ景色を訪ねて、ブラブラしていますので！

主人の書いた「ともに」を読んで

藤木五月

まずはじめに、主人への原稿の依頼をお聞きした時に「めんどくさい」と言われるのでは、と思っていましたが、あっさりと、それも主人にとっては貴重な三連休を費やし書き上げてくれたことに感謝しています。

◆出会い

主人とはじめて会ったのは、ステンドグラスを私に教えてくれた埼玉の叔母の家でした。叔母が私を岩手の実家から連れ出してくれなければ、きっと今でも一人、岩手で親に気を使いながら暮していたでしょう。

約1年の約束で、ステンドグラスを教えてもらうため埼玉の叔母の家に住んでいました。あと1か月で岩手の実家に帰るという1993年11月27日、叔母の家を訪ねてきた青年がいました。叔母に挨拶とともに差し出した手作りの名刺を後でこっそり見た私は、フッと「この人は、私が困ったときに助けてくれる」とそう思いました。好きとか嫌いとかの前に、そんな思いが頭の中に浮かんだのです。今になって思うと、ぞくに言う「ピピピッ♡」だったのでしょうか。

主人の原稿には、私が好意を持っていたと書いてありました。確かに好青年とは思いましたが、逆に私のほうは嫌われているのでは、と思ったこともありました。

二人っきりで会ったこともないのに、その年のクリスマスの日、叔母の家の玄関前でプロポーズを受けました。どんな時も病気の進行を考えて前に踏み出せなかった私が、この時だけはなんの不安も感じずに、「はい」と誰にも相談することなしに、自分の気持ちのままに返事をしていました。

◆結婚・出産

18歳で発症して、結婚した時は30歳を過ぎていました。「子どもはつくらない」という約束でしたが、

「俺は結婚して守るものができて強くなれた。子どもがいれば五月も強くなれる」と主人に言われ、悩み、心配して、薬を飲み続けての出産を決意しました。たぶん、産まないとしても悩み苦しんだと思います。予定より1カ月早く、自然分娩で男の子を出産しました。そして、小さく産んで大きく育ちました。

結婚後は、埼玉で2カ所、北海道の旭川、そして北海道西興部村に移りました。引っ越しも多かったですが、どこへ引っ越すにしても、主人は本が好きなので図書館があること、それと私が通院できる距離に神経内科の病院があることを調べてくれました。いつも私のことを考えていてくれることがとてもよく伝わる生活でした。

西興部村に来てからパソコンができるようになり、主人に勧められホームページを作りました。難病でも結婚、出産そして幸せに暮らしていることを伝えたくて……。それから何度かテレビ、新聞の取材を受けるようになり、あるテレビのドキュメントの密着取材で、私との結婚について聞かれた主人は、自分の人生で「守ってあげなきゃなあと思った子にはじめて出会った」と言ったのです。それははじめて聞いた言葉でした。この番組のタイトルは「絆」でした。

私たちの出会いを「運命」という人もいます。私の「困ったら助けてくれる」の気持ちと、主人の「守る」の気持ちがひとつになって私たちは結婚できたのだと思います。

◆主人のモットー

主人の原稿を読んで次に驚いたのが「できそうなことはできるだけ五月にやらせた」と書いてあったところです。確かに、私が困っていても黙っていてはなにもしてくれません。「困ったときは言わなきゃ、わからんべー」とのことなのです。なにか壊れたり、壊したりしても、報告だけでは「直しとけー」のひとことで終わりです。例えば、ホームページを作ったときも「ここどうするの」と聞くと「この本に説明がついているから読んどけー」と参考書を渡されるだけ。「調べてやってみたけどできなかった」というとやっと主人は手を貸してくれます。

お蔭様で、なにかが動かなくなったりしたら、説明書を読んだりしてどうにかなるように努力をするようになりました。なにかが壊れたり、なにか必要なものがあったりすると、自分で作り出すアイデアと創造力が身についたと思います。

主人の休みの日は平日なので、通院、患者の会など私の用事を優先的に考えてくれます。また、長く休みが取れると「どこか行きたいとこないのか」と聞いてくれます。「人生楽しむ」がモットーのような主人。主人だけでなく、２０１６年7月で90歳になった義母も「行けるときに行って、楽しめるときに楽しみなさい」と言ってくれます。

最近も、記念日の少し前に「どこかに行ってうまいもん食って1泊してくるかー。ネットで探して予約しておけー」とのこと。これも、私のことを思っての発言だとは思ってもみませんでした。

◆ありがとう

私たち夫婦は、お互いの時間を大切にしています。主人は年に何度か、代休を利用して全国を旅行します。友だちは「五月ちゃんも行けばいいのに」と言います。主人に私も行くと言えばダメとは言わないと思いますが、車椅子を押して入れる場所やお店は限られてしまいます。

それなら一人旅を満喫して、自由にしてきた分、帰ってから私の用事を考えてもらうほうが私は嬉しいです。少し離れる時間があると、お互いを思いやる優しさが生まれます。

どこへ移り住んでも、周りの人たちにいつも優しく声を掛けていただいて暮らしてきました。結婚してすでに22年が過ぎて、病気は少しずつ進行していき、最近は転倒が多くなりました。

「子どもができると強くなれる」と言われ、母になりました。子どものために強くなれたかどうかはわかりませんが、今思うと子どもに支えられ助けられた、そんな気がしています。息子も18歳から札幌で一人暮らしをしていて、厳しい社会の中でもまれながら生活しています。

今、また二人だけの生活になりました。私が転んでも振り向きもしないで「介護上手」と言われていた主人ですが、最近は患者の会の行事にもたまーにですが参加してくれたり、買い物や通院のたびに車から車椅子の出し入れなどもしてくれます。この原稿を書いてくれたこともそうですが、本当に感謝の気持ちでいっぱいです。

いろんなパーキンソン病の人が世界中にたくさんいると思いますが、主人とはじめて出会ったその日に思った「困ったときに助けてくれる」、そして主人がテレビで言った「守ってあげたい」を実感できる穏やかな日々がいつまでも続きますように、と願いながら終わりにしたいと思います。

「ありがとう!」

私が飯野優子さん（仮名）と出会ったのは、今から7年以上前、まだ飯野さんご夫婦が英国から帰国して日が浅いころでした。当初は、奥様はイギリスと日本の医療制度の違いなど、よく教えてくださいました。また、奥様は英語の教員免許を持っており、若いころは英語の教師だったとのことです。お会いした時は、得意の英語を生かして近所のお子さんの家庭教師をしていました。

とても穏やかな中に、凛とした一本筋の通った姿勢を持つ、魅力的な奥様です。ＤＢＳ（脳深部刺激療法・deep brain stimulation）を受けるかどうか長らく悩んでいましたが、いま、「受けてよかった」と思えているとのこと、なによりです。

ＤＢＳは脳内に電極を入れて視床下核を刺激する方法が最もよく行われます。視床下核は運動を抑制していると考えられており、ここを刺激して視床下核の機能を麻痺させると運動の抑制がとれて体が動きやすくなると言われています。日本では２０００年４月から保険適用が認められた治療法で、最近施行する人が増えてきています。この治療法が効を奏したようで、最近の奥様は、ヘルパーさんや訪問看護師さん・薬剤師さんなどに支えられながら、穏やかな毎日を過ごしています。

ご主人の飯野礼司さん（仮名）は、奥様とは大学時代からのお付き合いで、既に30年以上になります。短い原稿ではありますが、長きにわたり病気を持つ奥様を見守ってきた心情が、とてもよく伝わってきます。

病気を見守る立場からの30年

飯野礼司（仮名）

◆はじめに

妻は現在54歳。25歳で診断を受けたので、29年間、この病気と付き合っていることになる。しかし、思えばまだ大学生だった22歳のころから手の震えなどの症状があった。それを考えると病気との付き合いは30年を超える。大学時代から交際がはじまり、結婚は24歳の時だった。当時は、薬さえ飲んでいれば病状がほとんどわからず、一緒に山歩きなども行うことができたため、将来のことにほとんど不安を感じることがなかった。また妻は子どもが欲しいと考えていたが、当時の主治医が「子どもは持たないほうがいいだろう」とのアドバイスのもと、断念に至った。その後の生活状況を振り返ると、子どもは持たなくてよかったと思っている。しかし、やはりここまで長くなると、病気を見守ってきた側の生活も決して容易ではなかった。

◆英国での新薬との出会い

妻が診断を受けてから7年後の１９９５年、私の仕事の関係でいっしょに英国へと渡った。英国で生活を送る過程で、当時使用していた薬（マドパー）の効果が薄れてきたことから、1999年に英国の医者からレキップを処方され、これが非常に効くことがわかった。しかし、折しも私の会社から帰国命令が下ったことで、大きな決断を迫られることとなった。

というのも、当時レキップは日本では販売されていなかった。厚生省（当時）が認可していなかったからである。すなわち、日本に帰ればレキップは手に入らない。マドパーなど、もはや効果が期待できない薬をのむことになる。そこで会社を辞めて英国で働くことを決断したのである。

◆副作用の困惑

英国で生計を立てるという決断のもと、まずは英国の大学院で勉強して就職をしようと考え、修士課程で学び、その後、仕事に就いた。そして、妻はレキップのおかげでほとんど普通に日常生活を送ることができた。しかし、レキップの服用量が年々増え続け、その副作用の影響で妄想が頻発するようになった。たとえば、公園を散歩している時に、英空軍のヘリコプターが上空を横切ると、妻は「ヘリが自分を見張っている」と本気で思うようになった。また自宅のそばの路上で誰かが携帯をかけていると「あの男は自分のことをどこかに報告している」と腹を立てていたこともあった。このような精神状態の悪化もあり、私は収入減を覚悟で会社に頼み勤務時間を縮小してもらった。

◆帰国を決意

あとでわかったことだが、当時の妻は日本人が通常服用する量の約2倍に相当するレキップを使用するまでに至っていた。しかしそのレキップの効果も薄れつつある一方、日本でもレキップが販売されたことから帰国を決意し、２００７年に九州に移り住んだ。帰国直後、レキップの量を減らすことを余儀なくされたが、しばらくは妄想が収まらなかった。このような中、主治医にＤＢＳの手術を勧められた。妻は当初、困惑していたが、薬に頼ることに限界を感じていたこともあり、手術を受けることにした。47歳の時だった。

◆手術で新しい生活に着手

ＤＢＳの手術を受けた人は何人か知っていたが、効果があった人、少しあった人などまちまちだったと記憶している。しかし妻の場合、手術によって再び日常生活をなんとか送れるようになり、妻自身も「手術してよかった」と振り返っている。介護事業所などの助けもあって私自身、帰国後に就いた仕事も順調にこなせるようになった。これから病状がどう進んでいくのか。今はいちばん気になるところである。しかし、この30年間も難題に直面しつつも乗り越えてきたのだから、これからもなんとかやっていけるだろう。老後の生活も意識しながら、自分にそう言い聞かせる毎日である。

夫の原稿を読んで

飯野優子（仮名）

夫と一緒に暮らした30年近くの年月を振り返ると、夫がいつも支えてくれていたと改めて感じる。夫はあまり悲観的なことを言わない。私がパーキンソン病と診断された時も、動揺する私に、「まあなんとかなるさ」と楽観的だった。パーキンソン病になってから山歩きをはじめたのも夫に誘われたからで、症状を薬で抑えながら白馬岳や南アルプスにも出かけた。

結婚直後は、夫の仕事は忙しく、1カ月の残業時間は100時間を超えていた。そんな過酷な状態でも、私を連れて病気の診断をしてもらうため、あちこちの病院に連れていってくれた。

その後、夫の転勤で私たちは東京に住み、さらにイギリスで暮らすことになったが、夫は常にアクティブだった。イギリス在住は結局12年間に及んだ。その間、夫は16年間勤めた会社を辞め、イギリスの大学院に行って自然エネルギーを勉強し、その後日本に帰って大学の教職に就いた。どんな条件下でも、やりたいことを見つけて挑戦していく夫の勇気にはただ驚くばかりだ。

病気のこれからのことを心配ばかりしている私は、そんな夫に引っ張られてここまで来たような感じだ。イギリスでは帰国前の3年ほどは、レキップという新薬による妄想が深刻になり、夫には相当迷惑を掛けた。日本に帰ってからもレキップによる妄想はしばらく続き、日中一人で家にいるのが怖かった。しかし、2010年にDBSを受け、症状がよくなり、レキップを減量することができて、妄想はなくなっていった。

夫は、今も相変わらず忙しい生活を送っている。その夫の日常に刺激を受け、今、私は結構幸せで楽しい時間を過ごしている。

私が辻井裕美さんと出会ったのは、かれこれ10年近く前になります。辻井さんは、自宅の一角をオルゴールサロンとして解放し、そこには多くの人が集まります。パーキンソン病友の会の京都支部事務所にもなっています。私もはじめて京都の自宅を尋ねた時、そこに通されたのですが、オルゴールのコレクションは圧巻でした。博物館級の大きなものから手作りのかわいらしいものまで、数多くのオルゴールが溢れていました。

辻井さんは、そこを拠点に各地でオルゴールコンサートを開いています。テレビや新聞などでも何回か紹介されていますが、単にコンサートを開くのみならず、若年性パーキンソン病患者の現状や問題点などもお話しされています。

実際にお会いするとわかりますが、とにかく明るく前向きな魅力的な女性です。辻井さんの周りには、いつも多くの人が集まってきます。私も、辻井さんを通して、何人もの他の患者さんを紹介していただきました。

そんな辻井さんの活動は、以下のご主人の手記を読むとわかるように、実はご主人の存在があるからこそ、とも言えるでしょう。10年前と比べるとさすがに少し症状も進んできたようですが、これからも優しいご主人に支えられながら、きっとさらに前向きに歩んでいくことでしょう。

患者の家族としての思い

京都府　辻井勝

◆妻の病気への気づき

私が妻と結婚したのは１９８０年です。教員のスキークラブで志賀高原に行ったのがきっかけでした。2学期が終わって、毎年、年末に行っていました。私が32歳、妻が24歳でした。妻の動作がいつもと違うことに気づいたのも、スキー場でした。私たちはスキーがきっかけで出会ったので、結婚してからも、よくあちこちのスキー場へ出かけました。

妻は負けず嫌いで、スキーも朝から晩まで熱心に練習していました。それが結婚して12年経ったころ、妻は36歳でした。スキーを滑るのを見ていると、いつもよりバランスが悪くて、転倒することが多いように思いました。今から考えると、そのころに発症していたのかなと思います。

◆妻の病気が発症したころ

最初は検査をしても病名がわからず、薬も合わず妻は大変苦しんでいました。あちこちの病院をまわりましたがわからず、かかりつけの医院でパーキンソン病だろうという診断を受けました。そこで神経内科のある宇多野病院へ行きました。薬を処方してもらうと症状は大変改善しました。本当によかったなと思いました。

私は最初、妻からパーキンソン病と聞いたときは大変心配しました。かつて私が教員をしていたとき、保護者にこの病気のお母さんがおられ、動けなくてたいへん困っておられる様子を知っていたからです。

しかし、その当時とは十数年経っていて、薬も治療法も格段に進歩し急に進行することもないだろうと、私も仕事に忙しく、楽観していました。

◆妻が退職するころ

妻は発症してからも、13年間、幼稚園に勤務していました。薬が効いているときは他の教員と同じように動けても、薬が切れてしまうと動けなくなります。次第にこのまま続けることは幼稚園に迷惑をかけることになると考え、２００５年に退職することになりました。妻はそのとき49歳でした。園長先生は妻の病気をご存知でしたが、他の教職員の方はご存知なく、病気を隠しながら仕事をするのは苦しいことであり、隠し通せるものでもないので、私は退職もやむを得ないと思いました。本人は誠に無念であったことと思います。

◆ボランティア活動について

妻は幼稚園在職中からオルゴールを趣味として収集していました。退職してからは自分への癒しとして、さらにオルゴールを収集しました。自分の心の安らぎを得るためにオルゴールを収集して聞いていました。

しかし、ただ自分で聞くだけではもったいない。オルゴールを聞きたい人に聞かせてあげれば、もっと意味があるのではないかと私は提案しました。妻はすぐにそれに同意して、そこからオルゴールコンサート活動がはじまりました。

今まで一生懸命、幼稚園の仕事をしてきて。急に退職して心の空白をなにで埋めようと考えていたときに、オルゴールを使ったボランティア活動との出会いが待っていました。

私は仕事がないときに、オルゴールを積んで一緒についていきました。

最初はただついていくだけでしたが、そのうち曲に合わせてオルゴールの盤を出す仕事などをするようになりました。あちこちに行くうちに、聞いている大人や子どもの楽しそうな表情にひかれ、一緒に楽しめるようになりました。妻の活動が大変意味のあることだと感じるようになりました。

時には、オルゴールコンサートの途中で薬が切れて動けなくなることはありますが、不思議にコンサートをしている最中は切れることが少ないのです。楽しいことをしているとドーパミンがたくさん放出されるのでしょうか。緊張感があるとオフにならないのでしょうか。よくわかりませんが、事実そうなるのです。

逆に、戸外ではしっかり動けていたのに、家の玄関を一歩入ったとたんに動けなくなることはしょっちゅうです。体と心は一つだとか、病は気からとかいうことは知っていましたが、これほど、その時の気分が体に影響を与える、ということに私は驚きをもって実感しました。

それ以来、外出したりカラオケなど楽しいことをしたりすることは、リハビリなんだと認識しました。

外出することは歩くことにもなるし、他人とのコミュニケーションも取ることになる。話したり歌ったりすることは声を出す訓練にもなる。外へ出ることは社会の変化を肌で知ることにもなるなど、いいことずくめです。

パーキンソン病の患者さんを見ていると、途中で薬が切れて歩けなくなったらどうしようとか、自分の姿を見られているのではないかという恐れから外出できない方もおられるようです。お気持ちはよくわかります。難しいのもよくわかります。が、勇気を出して自分のリハビリのためだと思って外出してほしいと思います。

私の妻はその点、積極的です。途中で薬が切れたらどうしようと思っても、その時はベンチを探すなりして、なんとかなるという気持ちで勇気をもって外出しています。車椅子に乗っている方などは、さらに困難があると思いますが、なんとか工夫してできる範囲で行動したほうがよいと思います。

◆命のオルゴールと素晴らしい友人たち

オルゴールコンサートを通した、すばらしい友人たちとの出会いが、妻にとって、また私にとってもありました。

ある時、旦那さんに連れられて私の家のオルゴールサロンにやってきた女性がいました。脳腫瘍を患っている人でした。手術のあと定期的に入院して苦しい治療をしていました。元教諭で、そのときも担任の助手のような仕事を週何回かされていました。病院の院内学級の仕事もされていたようで、とにかく明るく元気な先生でした。歩くのも杖を使っておられましたが、オルゴールが大好きな方でした。

私の家に来られいろいろ話したことがきっかけで、一緒にオルゴールコンサートをすることになりました。いつも「笑顔」「元気」がその先生の合言葉でした。その先生は10年の闘病の末、3年前に亡くなりました。その先生と一緒に活動している間、人は病気であっても、心はこんなに明るく元気でいられるんだと奇跡のような思いで見ていました。

その女性の夫は、「妻はオルゴールコンサートに参加できてどれだけ人生が豊かになったかしれません」と感謝の気持ちを伝えてくださいました。

もう一人オルゴールコンサートを支えてくださったのは、当初から私の行けないときは、ドライバー兼アシスタントとして活動を支えてくれた女性です。先ほどの女性とこの女性と私の妻がグループを組んで、学校、幼稚園、保育園、児童館、老人福祉施設、地域団体、町内会などあらゆる場所へボランティア活動に行きました。このグループを「ひまわりガールズ」と名付けていました。妻が中心となり、魔女の服装をして司会する役割やオルガンを回す役割などを分担してコンサートを進めていきました。

妻は現在も体調不良で苦しんでいますが、オルゴールコンサートをすることで、たくさんの人に生きる力を与えることができたと思います。たしかに健康で保育の仕事がずっと続けられればよかったと思います。本人も家族もこの病気にならなかったらよかったのにと思います。でも、現実に病気になってしまったのだから、そこで生きていくしかありません。

病気になることによって、オルゴールと出会い、オルゴールの演奏活動を通して多くの方との出会いもありました。病気の方との出会いもそれ以外の多くの方との出会いもありました。その出会いは一つ一つとても大切なものでした。病気にならないと気づかなかった一人一人の命の重みに気づかされました。

オルゴールがそういう方々とのつながりを作ってくれました。病気になったことは不運だと思いますが、これからも家族が力を合わせて困難を乗り越えていきたいと思います。

優しい夫の気づかいに支えられて

辻井裕美

最近、急に病が進行したようで動けない時間帯が多くなりました。それもそのはず、発症して24年目。オン・オフ症状がはっきりと出る時期に来たのかな？　と思います。薬が効かない時間が長いと、焦りと気がひどく落ち込み、こんな自分では家族に迷惑をかけるだけではないかと思い、まだまだやりたいことがあるのにやれない苛立ちから主人に当ってしまうことがあります。いつも穏やかで優しい主人は、それを黙って受けとめるかのように言われたとおり行動してくれます。そんな後は必ず訪れる自分に対しての嫌悪感。

「こんな私なんかと一緒にならないほうがよかったと感じているだろうな？」、そんなことを一度主人に聞いたことがあります。その時には「いいよ、思うように体が動けないつらさは見ていてなんとなくわかるから。でも本人はもっとつらいんだろうね」と現役で働いている時には感じなかった、優しさ、寄り添って見てくれている安心感があります。定年退職後の主人は私の存在をしっかりと受けとめてくれているようです。

また、「子どもたちもこんな母親を恥ずかしいとか嫌だろうな、と感じているのでは？」、そんなことを思うこともあります。

そんな悲観的な思いが強くなった時期に、偶然、秋山先生より「患者に対しての家族の思い」と題して原稿を書いていただけないかと主人に依頼がありました。私も家族が私のことをどのように感じているのか知りたい気持ちでしたので、主人にお願いすると翌日に一気に書いてくれました。主人が「提出までに読んでみて？　おかしいとこないか？」と言うので目を通すと……。読み終えた後、なんともいえぬ安堵感と発病当初の姿やこれまで第2の人生にかけた私の姿を快く捉え、時にはエールを送り、仲間の存在をも気持ちよく感じてくれていました。

私がやむなく幼稚園を退職した後は、趣味で収集したオルゴールを運び、オルゴール演奏会の活動をしていました。主人はその時はまだ現役で管理職の立場で忙しい日々を過ごしておりましたが、土曜、日曜は運転手として私の活動を手伝ってくれていたのは、オルゴールが私の生きがいだと感じた夫の気持ちだったんです。

また、カラオケやダンスがリハビリに最適と聞いて、なんでも挑戦しようとする私のわがままを、気持ちよく送り出してもくれるのです。そのわけが今よくわかりました。思わず、胸に熱くこみ上げてくるものを押さえながら、「ありがとう。よく捉えてくれていたんですね」としか、照れくささもあり答えられませんでしたが……。

心から主人に感謝すると共に、「これからも続く生活を互いに支えながらやっていけたらなあ」と、病気を受け入れ、共に生きて支えてくれる主人に対して、とてもありがたく、幸せに感じます。と同時に、あまり頼りすぎて主人に負担をかけ、体を悪くするようなことのないように、自分でできるところはなんでもやっていき、夫婦でも相手を思いやる心を忘れずに、支え合って病気と向き合っていこうと考えています。

そして、忘れかけていた「笑顔」を常に忘れずにいようと思います！

たよりない私から
こんなにも 美しいものが生まれてきた
その驚きよ よろこびよ
こんなにも せつなくやわらかなものを
はじめて抱いた

ああ 私を追う
優しい子よ
でも やがて知るでしょう
きみは 飛べる翼 持つ者

ここでなくていいんだよ
きみの場所は
どこかにいてくれたら
それでいい

愛してる
言葉には することはないでしょう
けれども ずっと思ってる
愛しているよ
きみのしあわせ
願っているよ

～「愛し子」 byげんきなこ～

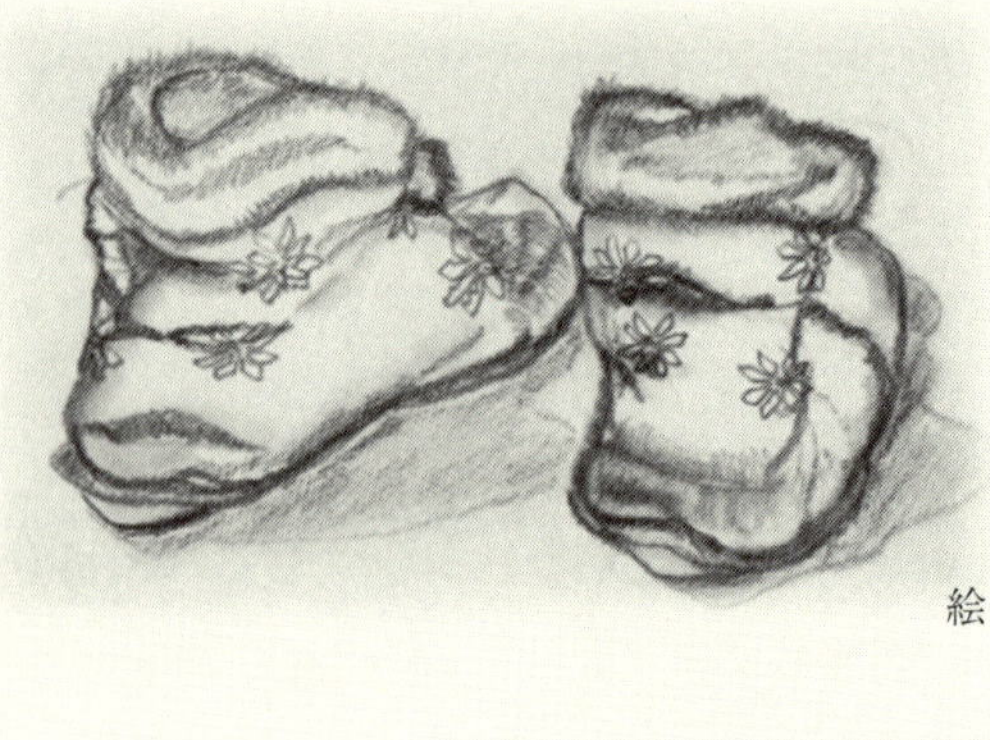

絵：岩崎美智子

きなこがピアノで弾き語っているのを聴いて、大きな感動を覚えた。それは衝撃に近いものだった。人生の荒波に翻弄されつつも、子供に注ぐ深い深い慈愛。

自分自身に対しても、よくこんなアレンジができたと、今聴きかえしても思う。とにかく夢中で作った。KRY山口放送24時間テレビ出演の際、歌った歌でもある。

また、同病患者で友人の岩崎美智子さんの絵をプロモーションビデオ用に拝借し、コラボしてもらった。

男女の立場違えど、難病を罹患しながら愛情深く二人子を育てあげられた美智子さんの絵にも、大きく心揺さぶられています。

（音楽ユニット「げんきなこ」元気）

第3章　母のこと（子どもたちより）、そしてその返信

舟波真美さんは、長女が6歳、長男が4歳、次男が2歳の時、37歳で確定診断を受けながら、3人のお子さんを育てあげました。この病気を持っての子育ては、本当に大変だったと思います。長男の諄くんももう26歳、年齢的には既に子育てを終えたことになりますが、今回、諄くんに貴重な原稿を書いていただきました。原稿を読むと、子どもは子どもで、病気の母親についていろいろ考えていたことが手に取るようにわかります。舟波さんも、この原稿を読んで改めて諄くんの成長を感じたようです。

舟波さんは「リラの会」の代表者でもあります。リラの会とは、「前向きに生きるパーキンソン病患者の会」のことですが、いわゆる公的な患者会である「友の会」ではありません。リラの会は舟波さんが中心になって有志が集まって結成された会で、もう発足後10年近くになります。私もその初期のころからの舟波さんとのお付き合いになります。発足しても長くは続かない類似の会が多い中、異例に長く継続できているのは、舟波さんの人柄と周囲の友人たちの協力があってのものなのでしょう。最近では、活動がさらに拡大され、他の県でもリラの会の支部活動がなされているようです。

諄くんの原稿を読むと、リラの会に対する理解もとても深いようで、私自身、とても嬉しく思いました。東京での開催が中心なので私はなかなか参加できないのですが、この会が末永く続くことを願っていますし、諄くんがついてくれていたら、お母さんもさぞや心強いでしょう。

リラの会ブログ http://blogs.yahoo.co.jp/mami2733/
※会報も見ることができます。

母が病気だと知ったのは私が中学生のころ

舟波諄（長男）

私は舟波《ふなみ》諄《しゅん》。１９９０年10月22日生まれ。男性。小学生から高校生の間はサッカーに明け暮れた至ってどこにでもいる好青年。

◆中学生のころ

それがいつだったのか、正確な日にちまでは覚えていないが、そのことは鮮明に覚えている。サッカー少年だった中学生の私は食欲旺盛、サッカーをやることに匹敵するぐらい食事が大事。母の作ってくれた食事が気に入らないとしょっちゅう文句を垂れる、母が病気とはまったく知らず。「おかずが少ない」「味が薄い」、あげくに「料理に手を抜くな」とも言った記憶がある。

その時も母の料理が気に入らず、母と激しく口論した。その結果、母は「出て行く！」と言ってその日は自分の部屋にこもってしまった。次の日、テーブルの上の置手紙とともに母は車でどこかに行ってしまった。置手紙が珍しいわけでもなかったので、どうせ大した内容でもないだろうと、手紙を開いた。その手紙に書かれていたのが、母の病気のことだった。

私がまだ物心もついていないころからパーキンソン病という病気にかかっているということ。病気のせいで自由に動けず、普通に話すことにも難があり、薬を飲んでやっと動くことができる。できることならもっとちゃんと料理を作ってあげたいが、それができない、というような内容だった。正直に言うと、あまり信じることができなかった。いつも普通に動けているように見えたし、料理も作る時はちゃんと作っていたし、そこまでおかしいと感じることがなかったから。そのため、もし本当に母がそういう病気だとしても、病気を理由にして手を抜いているだけじゃないのか、とまで思った。中学生のころの私は自分のことで精いっぱいで、母のことを理解しようとすることができなかった。

母が帰ってきて以来、少しは料理のことに口出しするのは減ったかもしれないが、あまり態度を改めることはなかった。

◆病気への理解

母の病気のことを理解しようとしはじめたのは大学生になってからだった。サッカー漬けの生活が終わり、時間に余裕ができた。時間に余裕ができると、いろいろと考えるきっかけが生まれた。自分自身のこともだったが、家族のこと、母のこと。母が動けないでいるのを見ることが多くなり、パーキンソン病とは本当はどういう病気なのか、知る必要があると感じた。パーキンソン病は、現在ではまだ治療法が確立されていない、いわゆる難病と言われるもので、症状は人によって様々。症状が進行した場合、寝たきりになることもある。うつ病を併発することも多い。

母の場合、座っているときに静止していることができず、ゆらゆらと揺れてしまう。体をうまく動かすことができず、とくに歩く時に左足を引きずるような形になる。また、頭がうまく回らないことがあり、受け答えが遅かったり、大きな声を出すことができなかったり、うまく話すことができない。また、よく寝ることができない。というのも、寝返りを打つことが難しいので、寝るのが怖い。そのためか、寝ると悪夢を見ることが多く、うなされる。

知れば知るほど、自分の無力さを感じた。同じ家にいるのに、母の病気のことを避けるようにしてきた。今まで、病気の母にどれだけ負担をかけたのか想像もつかなかった。中学生、高校生のころはサッカー漬けの生活で、なにもかもサッカー中心だった。毎日朝が早いのに、朝ご飯だけでなく私の弁当まで毎日作ってくれた。毎日汚れた練習着の洗濯もそうだし、反抗期でもあった私は母にはずいぶん冷たい態度を取っていた。

また、大学受験で悩んでいた時も、母のことよりも自分のことばかりで、本来は私が母のことを気にかけるべきなのに、逆に母に自分のことを気にかけさせた。

今さら私にできることなど思い浮かばず、もう母に負担をかけたくない、という思いだけが私の中にあった。

◆リラの会の活動

この時、母が代表者として活動している「リラの会」の存在も知った。

「リラの会」とは、パーキンソン病の患者どうしで集まって、少しでも外に出て、少しでも楽しい時間を過ごし、少しでも元気になっていこう、という目的のもと、母がはじめた活動で、「リラ」とは、「リラックス」と「ライラック」の意味を併せ持つ、母の造語。２００７年から活動していて、メンバーで温泉旅行に行ったり、卓球したり、コンサートを開催したりと様々な活動をしている（母は元音楽教師で、リハビリを兼ねたコンサートである）。とくに母のお気に入りは卓球で、普通に遊びで卓球をしたり、大会を開催したりしている。卓球好きが講じて、某アナウンサーと共に雑誌に載ったこともある。

また、「リラの会」の活動には健常者も参加し、活動を様々な面でサポートしてくれている。母がコンサートを開く場合、会場の設営、会計、衣装、など、準備から当日の動きに至るまでいろいろと。母のコンサートには1回だけ参加したことがある。会場の入り口で会計をしてほしいと頼まれたからだ。本音を言うと、コンサートの運営に関わるのはあまり乗り気ではなかった。母の力になりたいとは思うのだが、集まった人たちから母の子どもとして見られ、扱われるのは好きではなく、どうにも心地がよくないからだ。ただ、母にはこれからも好きな活動を続けてほしいので、手助けが必要な時には手を貸したいと思っている。

ちなみに、母の活動の中で私が乗り気なものといえば、卓球だ。卓球なら私も好きだし、手軽に参加できるし、なにげに母はなかなか強いので、私もやりがいがあるというのも理由の一つではある。活動の頻度としても卓球がいちばん多く、母はマイラケット、マイボールを持っているぐらいだ。なにより、一緒に卓球をやると母は楽しそうにしているし、とてもうれしそうにも見えるので、「リラの会」の活動だからというのではなく、やれるときは一緒にやるようになった。

◆母への思い

「リラの会」の代表として動いている母に、少々尊敬の念を抱くと共に、心配もある。ただでさえ病気の影響で気持ちが上がらない時があるというのに、団体の代表者ともなれば、活動の企画や報知だけでなく、メンバーとのやり取りにかなりの負担がかかるに違いない。

パーキンソン病の患者どうしだから、わかり合えることも多いとは思うが、同じ境遇だからこそ、人によっては自分の気持ちばかりを表に出してしまうような人もいるはずだと私は思っている。そうであればリラックスするどころか、逆に気が滅入ってしまうこともあるだろう。実際、母が「リラの会」のメンバーと電話で話した後に、私に愚痴を言ってきたことがあった。あまり人の愚痴を口に出していうようなタイプではない母が言ってしまうのだから、かなりストレスになっているように感じる。「リラの会」の活動はパーキンソン病の患者にとって有意義な活動である反面、母にとってストレスに感じる部分が少なからずある現状を考えると、あまり無理はしてほしくない。

成長するにつれ、母の病気と私自身も向き合うようになり、少しは母の病気のことを理解したと思っているが、当事者ではないという部分もあるため、完全に理解することはできないとも思う。母が抱える悩みや不安も完全に払拭することもできないと思っている。だが、これからもっと理解できればいいと思っているし、母の負担にならないようにするというより、母が元気に生活できるための力になりたい。もちろん、私に助けてほしいことがあればなんでも言ってほしいとも思っている。

いつかｉＰＳ細胞が実用化され、パーキンソン病が治る病気になるまで、また治ってからも、母が楽しく生活できるように、母が好きなことをできるように手を差し伸べていきたいというのが、今の私の正直な気持ちだ。

『長男の成長と勘違いと……』

東京都　舟波真美

パタンと閉まる玄関の音
ガチャガチャと自転車をこぎだす音が
そして……静寂
真冬の6時はまだ暗い
「ごめんね」
黙って出ていく長男の
見えない後ろ姿に声をかける
「無理して起きなくていいよ」
その言葉に甘えてしまった私
後悔ばかりの　子育ての日々
～長男が高校生の頃の詩～

サッカーの朝練に長男が自分でお弁当を作って出かけるようになった頃、
動けない身体を布団で隠すように包んでいた私……。誰も見てないのに……。

正直なところ、長男がこの本に文章を書くという返事を聞いたとき、私はある種の感動をしていました。彼の言うとおり、彼の私に対する態度は小5を境に急変しました。長女も次男も反抗期がほとんどなかったので、彼の態度は私にとっては疑問と悲しみと憂鬱をもたらしたことを思い出します。

彼が中学生になったころ、私は病歴10年を過ぎていました。まだ、精神的にも身体的にも自分でコントロールできる時期でしたが、爪先が凍てつきそうになる寒い日に、サッカーの試合を見ていたり、一緒に移動したりすることは……残念ながら無理でした。ずっと息子の夢を一緒に追いたいと願っていた私にとっては、つらい日々でした。

中学、高校、大学と青春の最中の長男の姿をもっと見たかった（親ばか発言になりますが、息子は運動会ではいつも花形のリレー選手でした）という思いと、これでいい（自分の姿を人前にさらすことなくつつがなく過ごすこと）という思いが常に錯綜していたことも思い出されます。

進路に度々つまづき、悩み、多くのことを考えていた時期に、私に思い余って相談したのは、よっぽどの気持ちだったのでしょう。

小さいときから、自分中心で、思い立ったら周囲を気にすることなく進んでしまう……。その結果は、幼稚園時代に3回の大きな迷子を経験することになりました（迷子は日常茶飯事、というかその動物的カンからかほとんど迷子になることはなく家には戻って来ていた）。

大きな迷子の1回目は、まだ泳げない頃、豊島園のプールで。2回目は、人さらいが話題になっていた東京ディズニーランドの夜のパレードの最中に。そして、3回目は歩行者で埋め尽くされている休日の表参道でした。

大げさに聞こえるかもしれませんが、この3回はどれもいのちの危機を感じてただただ得体のしれない心配と不安に襲われました。今となれば笑い話ですが……。

ただ、毅然としているべき場面に限って、私の身体は震え思考は低下し言葉は出ない……という症状に見舞われたことが、母親としては情けなく心細いことでした。

いつも見つかったときは泣きはらした顔で飛びついてきた長男でしたが、一度だけ、見つかったときにあまりにも平然としていたので不思議に思ったことがありました。本人と話しているうちに、その時点で自分の迷子に気づいていないことがわかり大笑い。

姉と弟（いずれも2学年違い）の真ん中の長男という立場の彼は、喜怒哀楽の感情表現が非常にはっきりしているので、傍にいる者はいたたまれない思いをすることもたびたびだったと思います……。って過去形ではないのですが……。幼児のころからじっとしていることが苦手で、眠っているとき以外はずっと走り回っている、真冬でも鼻水たらしながら半袖でいるような子でしたから。

ただ、幼稚園年中の担任だった若い先生に、「心はガラス細工のよう」と言われたときハッとしました。

わかってくれる人っているんだなぁと感心するとともに、母親の自分がいちばんわかっているようで避けていたところだったかもしれない、と思いました。


私が子どもたちに自分の病気のことについてざっと話したとき、長男は、

「俺は心配しないよ。きっと治るから」

と私の心を見透かすように言ったのです。

あれからもう10年は経ったでしょうか。私の病気のことを家族は忘れてしまったのか、と思っていた私にとって、さすがにそれは勘違いだったことがよくわかりました。長男のこの文章はある意味で、とても新鮮でした。


そ知らぬ顔していても、考えてくれていたんだね。ありがとう。

でも残念！　あのころより症状は進んでいるから……。


あなたが成長した分、少し（だいぶ？）症状も進んでいるので、その辺のギャップを感じながら卓球のお相手もお願いしますね！

次は負けないよ～～！（笑）

私が久保田容子さんとはじめてお会いしたのは２００８年６月の患者会の全国大会ですから、もう８年以上前になります。はじめは滋賀県の旧知の患者Ａさんからの紹介で、お会いしてすぐに親しくなりました。久保田さんは当初からなにしろ明るく元気で、オフになって動けなくなりがちなＡさんの面倒もよく見ておられました。

そして、はじめて久保田さんの地元にお邪魔したのは、その年の暮れでした。その日、時間があったのでご主人と次男の哲平くんと４人で、長浜や琵琶湖の北部方面などに観光に行ったことが昨日のことのように思い出されます。当時、哲平くんは小学校の６年生、とてもやんちゃな子で、レストランでは山のようにエビフライを平らげていたのが印象的でした。その日は当時大学生だった長男、社会に出て間もなかった長女にはお会いできませんでしたが、とても明るい家庭だなあ、と思ったのは、たぶん母親の久保田さんのお人柄なんだろうと思います。

いちばん最初に久保田さんにお会いした時、将来の心配として、自分のことはさておき、「こんな病気の母親がいて、将来子どもたちの結婚に影響がないか心配」と言っていたことをよく覚えています。しかし、いまや長女の裕子さんには既にお子さんが二人、長男の淳平くんもこの手記を書いてくださった時がまさに結婚式、そして次男哲平くんにも彼女がいるとのこと。あのやんちゃだった哲平くんが、もうそんな年頃とは私も驚きです。

久保田さんの発症年齢は30代後半くらい、ちょうど哲平くんが生まれたころだったそうです。哲平くんは、物心ついたときから既に母親は病気だったことになります。お兄ちゃんお姉ちゃんもまだま だ小さいころでした。その当時、久保田さんは小学校の教師をしていました。教師をしながらの子育て、そして発病、本当に大変だったと思います。

男の子二人は、両親の跡を継いで教職を目指し、既に夢を叶えた長男に次いで哲平くんにもいつかその時が来るのでしょう。しかし、たとえ教師になったとしても、結婚したとしても、これからもずっと母親思いの優しいお子さんたちでいてほしいと思います。

母への感謝

久保田哲平（次男）

私が高校生のころ、いずれ自分が卒業して家を出たら、仕事で忙しい父が母の面倒をきちんと見られるか大変心配だった。既に家を出ていた兄や姉たちも同じだったと思う。そんなみんなの心配を察したのか、一昨年、私が高3の冬に、母はあんなに嫌がっていた手術（DBS）に踏み切った。その手術のおかげで、母の病状は以前に比べるとずいぶんよくなったように思う。

その後、私は大学生となり、下宿生活を送ることになった。現在2回生になったが、1回生のころ、親元を離れてのはじめての一人暮らしは思った以上に大変であった。そして、母と暮らした18年間の日々を振り返ると、私は母からの大きな愛で包まれていたことを感じた。

たとえ病気を持った母でも、母は私にとってはたった一人の母である。他の人とは愛情の伝え方が違っても、私にとってはやはりたった一人の大切な母である。健康な母親なら、普通に子どもの身の回りのことなどしてくれるけど、私はあまりしてもらえなかった。例えば、高校の時、母の病状は安定せず、なかなかお弁当を作ってもらうことができなかった。そんな母に思わず反抗し、悲しませたこともあった。でも母は、不自由な身体でありながら、できることに精一杯頑張ってきた。

親元を離れた今も、母はいつも私のことを思っていてくれるんだなぁと、時々送ってくれる母からの宅急便を受け取りながらそう思うことがある。中身より送料のほうが高いなあ、母らしいなあ、と笑いながら荷物に添えられた母からの心のこもった手紙を読む。

筆ペンの大きな字に込められた母のあたたかい心に感謝するとともに、遠く離れて住む母は大丈夫だろうかと心配になる。いつも過酷な病い、若年性パーキンソン病という病気に負けることなく頑張っている母を、私は誇りに思う。これからもいろんなことに挑戦していってほしい。

母のこと（大学時代の作文より）

久保田裕子（長女）

今日は5月9日、母の日。普段はいて当たり前の母の存在を家族で見つめ直し、日頃の感謝を言葉にする日である。私の家族は、皆それぞれに花を渡したり、晩御飯を作ったり、母に対して感謝の気持ちを表した。

母という存在をこうしてじっくり考えてみると、いなくてはならない人だと思う。私の家族は皆、なにかあるとすぐに母に頼っている。ご飯やお弁当、服の場所ひとつとってみても……。しかしなによりも母がいるというだけで、皆安心して暮らしているように思う。母の力は大きい。母なしでは成り立たない家族だと思う。

そんな私の母は、実は少し抜けていて、おっちょこちょいである。この間も、人の車を自分の車だと思って鍵を開けようとしたり、ＤＶＤが再生できないと怒っていたかと思ったらコンセントが入っていなかったりという具合である。そんな母の行動を家族の話題にして盛り上がるのが常である。

しかし、母は家庭とは違うもうひとつの顔を持っている。それは仕事場での顔。母は教師として小学校で特別支援学級を受け持って働いている。この前、小学校でステージ発表会があり、その時のビデオがあったので、働く母の姿を観た。家族で過ごしている時のおっちょこちょいの母とは別人であった。ステージの上で子どもたちと一緒に生き生きと劇をしていた。輝いていた。母がとても大きく見えた。私たちのために働いてくれているのだろうが、やはり仕事に生きがいを持っているのだと感じた。

教師という仕事は決して甘いものではないと母を見ていて思う。家に帰ってからも、持って帰ってきた仕事のためにコンピューターに向かったり、子どもたちのことで色々悩んだりしている。しかし、母が少し前に「忙しくても元気に人のために働けるっていうのは嬉しいことやわぁ」と言っているのを聞いた。このとき私はやはり母はすごいと思った。と同時に、このような考え方を母がするようになったのも、大病を患ったけれど、教師として職場に復帰するに至るまでの過酷な経緯があるからだろうと思った。

母は2年間、病気のために休職していた期間があった。右手で字を書くことやピアノを弾くことができなくなり、教師を続けることが困難になったのだ。この間、自分の思いを左手で詩に書いてまぎらわしたり、涙を流したりしながら病気と闘ってきた母を私は知っている。そうした困難を乗り越えてきた母だから、今は人のために働ける喜びを感じられるのだと思う。そんな母を見ていて、私も母のようになにか人のために、そして生きがいになるような仕事を見つけたいと思っている。

この場をお借りして（結婚式スピーチより）

久保田淳平（長男）

この場をお借りして、私たちから、育ててくれた両親へ感謝の気持ちを伝えさせていただくことをお許しください。

父さん、母さん、今日まで27年間本当にありがとう。普段は照れくさくて言えないけど、今日は一言お礼を言わせてください。

母さんへ。今まで大切に育ててくれて本当にありがとう。病気を患って15年あまり。病気で悩む母さんに、中学生の時はほとんど口を利かずに反抗ばかりしてごめんなさい。そんな時も誰よりも僕のことを思い、味方でいてくれた母さんの愛情があったからこそ、ここまでやってこられました。

教員採用試験に失敗するたびに「そんなんどうってことない、気にするな」何度も励ましてくれて、本当に救われました。ようやく合格した時、母さんは入院中の病室で、電話で報告すると泣きながら喜んでくれたことは今でも忘れません。ずっと怖がっていた脳の手術も家族のために受けてくれましたね。手術前の１週間はずっと母さんのことを考えて、帰宅中の車の中でよく泣いていました。

病気は進行し、してもらえることは少なくなったけど、与えてくれる愛情は昔となにも変わりません。仕事が忙しいとなかなか介護もできないけれど、これからも支えあって頑張っていきましょう。本当にありがとう。

（結婚式での最後の両親へのスピーチより、母へのスピーチのみ掲載）

今の私にできることを精一杯に　～子どもたちへ～

滋賀県　久保田容子

はじめに

昨年（２０１５年）、ＤＢＳの手術を受けましたが、病気は確実に進行しているのでしょう。できないことも増えてきたように思います。でも、私なりに今できることに精一杯取り組んでいきたいという気持ちは変わっていません。

手術を受けた名古屋大学病院で、今を精一杯生きていたいと題しコンサートをさせていただいたり、西播磨病院で作品展を開かせてもらったり、色々なことに挑戦しています。今後は、未来を生きる子どもたちに、今を精一杯生きることについてお話をしたりして伝えていきたいです。

また、自分の子育ては、末の子が間もなく成人式を迎えることで、とりあえず一段落というところまで来ました。しかしいつまで経っても子どもは子どもです。今の心境を、3人の子どもたちそれぞれに書いてみました。

次男哲平へ

手紙を書いてくれて、ありがとう。手紙を読んで、お母さんに対するあなたの気持ちがよくわかりました。母親らしいことがなかなかしてやれず、悲しい思いをたくさんさせてしまいごめんなさい。お母さんはあなたがどんなときも、あなたのことを信じ応援しています。

あなたがお腹に宿ったとき、神様からのプレゼントが届いたかのように思いました。毎日お腹をさすり、あなたに元気に産まれて来てねって話しかけていたのが、ついこの間のように思い出されます。

あなたの誕生は、みんなの心を幸せにしてくれました。てっちゃんと呼ばれ、みんなにかわいがってもらいました。職場でつらいことがあったときも、あなたの笑顔を見て、乗り越えることができたのです。あなたは小さいときから、みんなを幸せにする不思議な力を持っていたように思います。

あなたもはや成人式。先日、亡くなったおじいちゃんに買ってもらったスーツを着て、心をあらたに式を迎えることでしょう「お母さん、よくなったら、どこへでも連れて行ったるで。がんばって生きろや。

ぼくはお母さんの子でよかったで。ぼくを生んでくれてホンマにありがとう」。おじいちゃんの死に深く悲しむ私にあなたがくれた言葉。いつまでも、忘れず、生きていくね。あなたのよさ、優しさをいつまでも忘れないでね。

長女裕子へ

あなたはお父さんのいいところをもらいましたね。自分の目標に向かってこつこつと努力できること。あなたはいつもどんな時も自分の力で精一杯頑張ってきましたね。あなたの頑張りに拍手を送ります。

今は優しいだんなさんとかわいい二人の子どもに囲まれて幸せ一杯。そんな　あなたを見ているとお母さんまで嬉しくなってしまいます。苦しい時、あなたがお母さんをどれだけ支えてくれたか、そして今も支え続けてくれていることに感謝します。

あなたと行ったオーストラリア旅行。「海外旅行はドーパミンがたくさん出るよ」と主治医の先生がすすめて下さったとおり、身体が思うように動き夢のような日々でした。この旅行はあなたとの忘れられない大切な思い出となりました。

これから、お母さんの病状はますますきつくなるでしょうが、あなたの頑張りに負けないようにお母さんも頑張ります。

今のお母さんの楽しみは、二人の孫と会ってお話ししたり、小物を作ってプレゼントしたりして孫が喜んでくれるのを見るのがなによりの楽しみです。裕子、二人のかわいい孫を産んでくれてありがとう。

長男淳平へ

淳平が産まれたとき、誰よりもお父さんが大喜びでした。看護師さんにおちんちんを見せてもらい「男の子だ」ととても喜んだそうです。

みんなに愛されて大きくなり、小学校卒業の時。あんなに悲しそうな淳平を見たのははじめてでした。帰る車の中で声をこらえて泣いていました。親友と別れ、一人でみんなと違う中学校へ行くことがとてもつらかったのでしょうね。

それからはじまった3年間の長～い反抗期。ひとことも口をきいてくれず、かかってくる先生からの電話にハラハラドキドキ。最後の家族旅行、九州、ハウステンボスでの一人だけの別行動。忘れられません。淳平の反抗に悩みました。そして迎えた高校時代。あなたは香央里さんと出会い、中学生のころから思えば、まさに地獄から天国へ。

長い年月を経て迎えた今日の日。これからも、ずっと香央里さんを大切にしてあげてください。長い人生、どんなことが待っているかわかりません。どんな時も助け合って、今を精一杯生きていってほしいです。

いつも淳平のことを心より応援しています。頑張ってね。　いつも、帰りに覗いてくれてありがとう。

お母さんより

（結婚式での息子へのスピーチより）

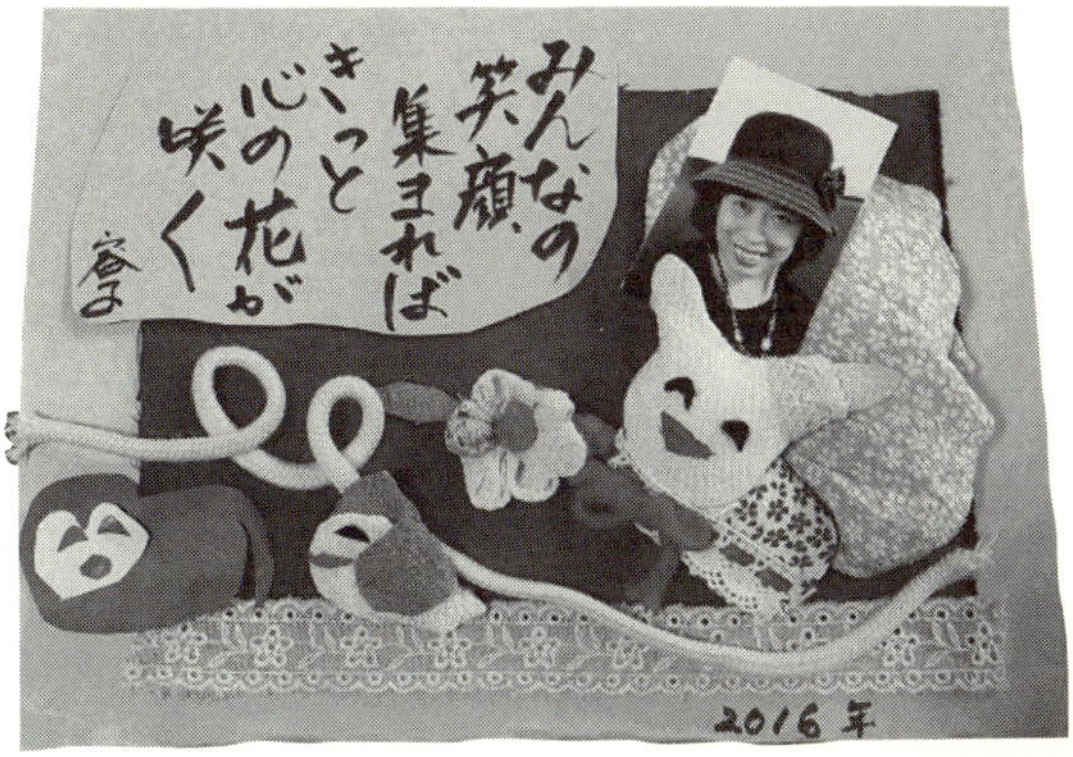
みんなの
笑顔、
集まれば
きっと
心の花が
咲く
容子
2016年

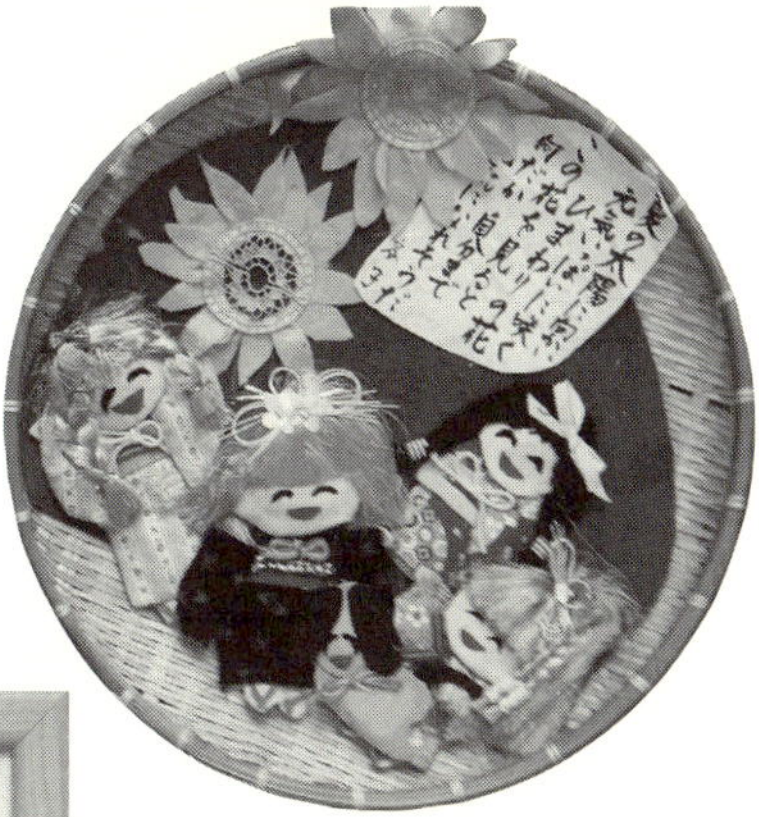

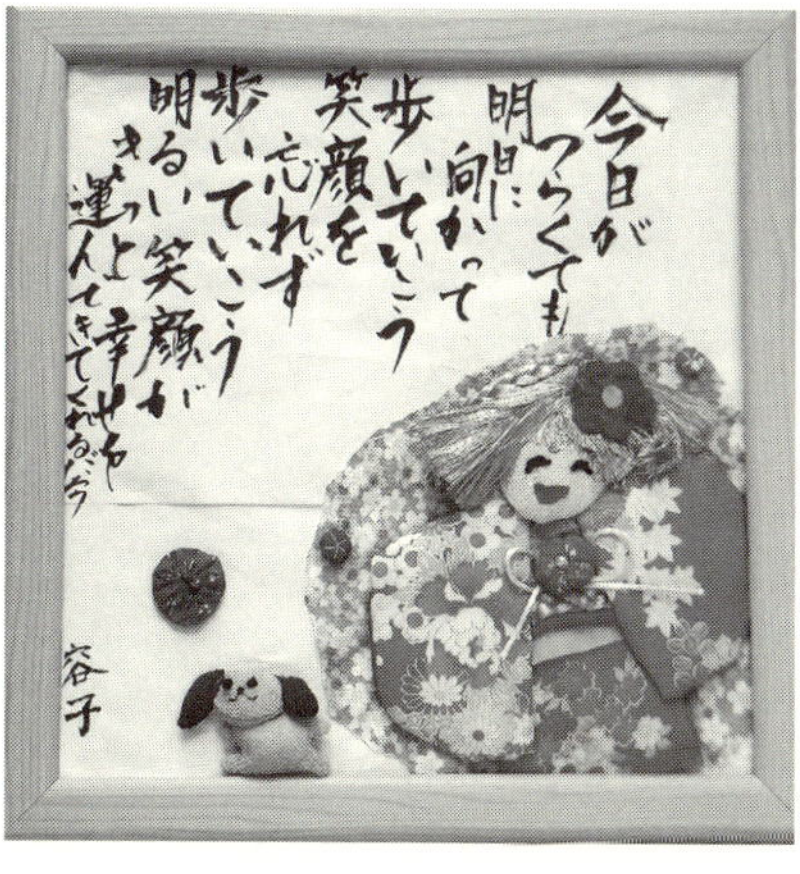
今日が
つらくても
明日に
向かって
歩いていこう
笑顔を
忘れず
歩いていこう
明るい笑顔が
きっと幸せを
運んできてくれるだろう
容子

淳平の結婚式では最後に固まってしまいましたが、全部のセレモニーに参加でき、大変感動しました。参加してくださった皆さんは、ありのままの私の姿を見てなんと思われたかわかりません。しかし、オンとオフに苦しみながらも一生懸命に生きているんだ、ということを知っていただけたのではないかと思います。

式の途中には淳平が教えている6年生の子どもたちが、全員お祝いに駆けつけてくれ、淳平は本当に嬉しそうでした。香央里さんと二人で支えあい。幸せになってねと心より思います。

そして、先日亡くなった、父からもらった言葉、「なにを卑下することがあるか。病気でも、自分の思ったように堂々と生きていけ」。この言葉を胸に、これからも精一杯頑張って生きていきます。

原田美和子さんとは、私が前任校の産業医科大学に勤務中、福岡のパーキンソン病友の会の若年部会で知り合いました。もう10年以上前になります。ごく最近まで原田さんは働いており、いかに職場の理解を得て働くかという具体的方法として、「原田通信」という自作の新聞をつくり職場の皆さんに配布していました。そして、職場での仕事をきっちりとこなしながらも、パーキンソン病友の会でもなんらかの役割をこなし、その責任感の強さは人一倍でした。現在ではお仕事は引退されましたが、会での役割や多彩な趣味に、相変わらずお忙しい毎日を送っているようです。

そんな原田さんを支えているのがとても優しいご主人とお子さんたちです。原田さんには上の長男と二人の娘さんがいらっしゃいますが、今回、その娘さんたちにお母さんへの思いを書いていただきました。私がはじめて原田さんにお会いしたころは、お二人はまだ学生さんでしたが、今はもう立派な社会人で、ともに20代後半になりました。

手記を読むとわかるように、娘さんたちのこの病気に対する理解は大変深いものです。原田さんの自宅には、お子さんたちが小さいころからの毎年の家族写真がたくさんあります。娘さんたちは既に家を出ていますが、住んでいる場所はともかく、原田家がいつまでも一致団結していることがよくわかる手記です。そしてまた、その娘さんたちに対する母としての深い思いが、最後に綴られています。ご一家の幸せを念じずにはいられません。

パーキンソン病の母が家族をひとつにする

原田愛弓（長女）

私が小学生のころから、母はパーキンソン病を患っています。母は病気と共に、身を粉にして働き続け、私たち子ども3人を大学まで卒業させてくれました。母の姿を側で見続けた私は、もし、誰かに「尊敬する女性は誰ですか」と聞かれたら、どんな歴史の偉人よりも「母です」と答えます。

パーキンソン病という、母を苦しめる病気を私は憎んでいます。どうして体を勝手に動かなくしたり動かしたりするのか。大量の薬の調整を悩み続けなければいけないのか。痩せて、幻覚を見て、うつ症状が出て、泣かなければいけないのか。病気が消えてなくなればいいのにと思わない日はありません。

母がDBS手術をすると決めたのを、私は社会人1年目の冬、一人上京先で聞きました。入院期間の休暇取得を申請すると同時に、インターネットで、手術方法を調べました。そして、母の頭に穴をあけられることを想像し、とても怖くなったのを覚えています。

DBS手術は2日かけて行われ、頭に包帯を巻かれて手術室から出てきたオフ状態の母を、私と妹は今まで自宅でやってきたように、もう随分と手馴れた介抱をしました。

いつの間にか、手術がすべてを解決してくれると思い込んでいましたが、術後声が出づらくなった母を見て、そうではないことがわかりました。ただ、手術をせず病気が進行していた可能性を考えると、どちらの未来が正しい選択だったのか、正直わかりません。

家族の役割の一つとして、母の体の状態をより正確にドクターへ伝える手助けをすることが重要だと私は考えています。ドクターから、より精度の高い診断・治療・電圧調整・リハビリ・処方を受けるため、母の主観と合わせて家族はより病院に対して発言すべきだと思い実践を心掛けています。

私たち家族は、母の病気を中心にして団結しています。これから先、病気が私たち家族を悩ませても、皆で立ち向かっていきます。

パーキンソン病の母をもつ、子の想い

原田奈々恵（次女）

私の母はパーキンソン病です。とても偉大な母です。頑張り屋さんで、私たち子どものことを第一に考えてくれる、とっても愛にあふれた母です。そんな母は約20年間パーキンソン病という病気とずっと闘ってきました。そして私たち家族も、ずっとその姿を見守り、助け合ってきました。

この20年間、娘である私がいちばん葛藤したことはなにかというと、パーキンソン病という病気はとても複雑で、他者からの理解がとても難しく、客観的に明らかにわかるような病気ではない、ということです。薬を飲めばさっきまでの姿がウソのように動けるようになる、オンとオフの差は激しく、まったく動けない母にいらだちを感じることもありました。それは動いてバリバリ働く母を知っているからです。介護という文字を受け入れられないこともありました。なぜなら、まだ私は自分の未来に期待でいっぱい

だったからです。パーキンソン病は痛みというよりも、「動けない」「動けなくなるかもしれない」といった精神的なつらさ、その葛藤は、ずっと母の姿を見てきた私でも到底理解できないと思います。自己コントロール、思考の仕方が密接にかかわっている病気だから難しい。そう感じます。

そんな中、他の「お母さん」と同じように動いて、薬を調整して頑張り、病気と格闘している母の姿はとても偉大に感じました。またその一方で、母も周りに理解してもらうこと、そして病気を公表することにたくさん苦戦していたように感じます。きっと母のことなので、年頃の子どもたちのことをいっぱい考えたゆえの葛藤だと思います。病気を隠すこと、この忍耐は計りしれません。病気を公表するという一歩はとっても勇気がいることだからです。

しかし、踏み出してみたら想像以上に心が楽になって色々な道が開けるのだと、母の姿を見ていて実感しました。自分が思っている以上に、周りの人たちはたくさんの愛をもって見守ってくれていて、ＳＯＳを待っていてくれたりします。時には家族よりも。それに気づかずに振り払ってしまった手もあったかと思いますが、誰でもどんな人でもＳＯＳを発信する力、そして周りからの助けを利用する力は、生きていくうえでとても大切だと母の病気を通して感じました。

今まで苦戦したこと、悔しかったこと、思いだせばきっとたくさん出てくるでしょう。今思うのはこの葛藤は別に特別でもなんでもないということ。どんな家庭にもそれぞれの葛藤があるし、私や母、家族が感じてきたものは他の家族とは少し原料の違う苦労だったんだと、今はそう思います。だからこそ母には母の人生をまっとうしてほしいですし、私も自身の人生をまっとうしたいと思います。病気は本人だけの苦労ではないし、それを支える家族だけのものでもありません。手助けできる人が一人でも多ければ多いほど世界は広がります。その世界を左右するのは本人や家族の発信力次第なのかもしれません。

今回、このような機会をいただき心から感謝いたします。母の病気について発信することができたことをとても有り難く感じています。パーキンソン病の方、そしてその方を支えている周りの方々にとって希望の光がどんどん溢れることを祈っています。

母として思う

福岡県　原田美和子

今回はじめて、娘たちが私のことを母のことをどう思っているのかを文章にして読むことができ、感銘を受けました。

しかしながら、私は子どもたちになにもしてあげていないと思います。そんな余裕はなかったのです。自分のことで精いっぱいで、子どもたちのことを一人ひとり思いやることはできず、ただ自分の体調、病気の自己管理、薬の調整のこと、そして仕事のことを考えるだけで精いっぱいだったと思います。

思えば長い道のりでした。次女が幼稚園のころから発病した私は、子育てよりも、自分の体のことよりも、お金を得るためにただひたすら働いていました。夫もいるのにどうしてと思われるかもしれませんが、夫は職を変えたばかりで、経済的に破綻しそうな大変な時期だったのです。自分が頑張らないといけないと思い詰めていました。

子どもたちも本当はよそのお母さんのように甘えたり、口答えをしたり言い合ったりもしたかったのではないでしょうか。子どもたちは3人とも、思春期になっても反抗するということもなく、私を困らせることもありませんでした。きっと、私に心配をかけてはいけないと、我慢することも多かったのでしょう。病気なのに、子どもの将来を考え、また、いじめなどのことを考えパーキンソン病であることを隠していた時期。私のいちばんつらい時期を次女は覚えているのでしょう。文章の中にその時のことが書いてあります。自分の病気のことを話す勇気が新しい扉を開くことになり、大きく前進することになることを。

また、DBSの手術のあと、介抱してくれる子どもたちの介護技術の手慣れた様子は、あとで、看護師さんたちの話の種になったほどでした。若い娘が介護の仕方を身に着けているのです。パーキンソン病のなんたるかを逐一見て聞いて熟知し、手を出し肩を貸し、覚えたくなくとも身についてしまったのでしょう。本当に自然にできるのです。

そして、この奥が深く、理解しがたい病気を母の病気として受け入れ、パーキンソン病の母を、母として、他人に紹介できるまでに成長してくれていることに、驚きと感謝の気持ちでいっぱいです。

子どもたちは、それぞれの人生において、受験があったり、就職活動があったりと、岐路に立つような大変なことが次々にあったと思いますが、私は相談相手にもなってあげられず、その結果、子どもたち自身が自分の道を見つけ進んでいます。私にとってはアッという間の20数年間でしたが、娘たちにとってはどんな20数年間だったのでしょう。

家族みんなが一致団結して私をサポートし（医者との関係、薬の調整、電圧調整、リハビリの実行、声の訓練など）、見守ってくれていることをひしと感じながら、これからはできるだけ長く人の手を借りずに動けるように、また、子どもたちの手助けができるように、足手まといにならないように日々精進していきたいと思っています。

河村恭子さん（きょん2さん）にはじめてお会いしたのは2016年1月です。その日の集まりは、東京のある患者さんが発起人となって、広島で、近隣の患者さんたちで集まって交流を図ろうというもので、広島県内や山口方面から、10人近くの患者さんやご家族が集まりました。

ですから、河村さんにお会いしてから、まだ1年も経っていません。しかし、若年性パーキンソン病患者のネット上のサイト「APPLE」においては、それこそ10数年前に遡りますが、当時から『きょん2』のペンネームで河村さんの多くの投稿文が載っていましたので、私もよく拝見しておりました（今でも見ることができます）。とくに、「あるパーキンソン病患者の出産の記録」という手記は、パーキンソン病患者さんの出産という、当時としても希なケースだったのでとても印象に残っておりました。

集まりの当日、その有名な『きょん2』さんと実際にお会いし、私にとっては、まるでいつもテレビで見ていた芸能人に会うかのごとくの心境でした。この日の集まりには他にも多くの患者さんがいらしていたのですが、お会いしてみると、『きょん2』さんはなんと私と同い年、そんなこともあり、その日お会いした方の中でもいちばん親しみを感じました。

そしてさらに驚いたのは、かつて「APPLE」において出産や育児の体験を書いていた『きょん2』さんのその時生まれた娘さんが、既に立派な社会人になっていて、当日一緒に来て下さっていたことです。「ＡＰＰＬＥ」のサイトで読んだ時はまだ産まれたばかりの赤ちゃんだったのが、もうこんなに大きくなっていたのです。

さらには、その娘さんが、この度、お母さんのことについて、手記を書いて下さるとのこと。以下、短いですが、お母さんの人生の一端とそれに対する娘さんの暖かな思いに触れることができます。

APPLE ホームページ・・http://bbs1.sekkaku.net/bbs/applebbs.html

母の離婚

河村史子（長女）

◆はじめに

人生出たとこ勝負！　今後を考えて不安になって我慢して身体を壊すよりは、行動をしてみたら、なんだかんだいって周りの人が助けてくれる、そんな気がします。今回私がお話するのは離婚の話です。暗くて重い話題ですが、たとえハンディキャップがあっても人生の３大イベント（私は結婚・出産・離婚を人生の３大イベントと捉えています）はできる、と思います。私の価値観や考え方は一般の人とは違うようなので（母にもよく指摘される）、快く思わない人もいるかと思いますが、せっかくの機会なので素直に淡々と、起こったことを書いていきます。

◆両親のこと

今から5年前、母は離婚した。賢明な判断だったと思う。他の人からはそうとは思えないかもしれないけど。もともと母に離婚を提案したのは私。当時専門学生だった私には母を養う経済力もないし、母一人子一人で生きていくには心もとなかった。それでも、今のほうが断然いい。母は急に具合が悪くなることもなくなったし、以前よりはるかに元気だ。

父は自営業をしていたが、多額の借金を抱え、踏み倒すと公言するほどの強者。そんな中、父方の祖母は末期癌、祖父は片足のない高齢者で老人ホームを出たり入ったりしていた。それを看るのは、私と母で、父は母のパーキンソン病の薬のことすらまるで知らない。

母に薬を飲ませるのは幼少のころから私がやっていた。父はあてにならない。そんなふうに思ったのは、保育園の時からだった気がする。物心ついた時から、母はなんで父と一緒にいるのだろうと、疑問に思っていた。父は家族を顧みるような人ではなかった。

1年近い闘病生活を送り、祖母は亡くなった。葬式の準備も、母がやった。喪主なのに、霊柩車にも乗らなかった父。葬式が終わって、母は倒れた。看病疲れで数日寝込んでいたにも関わらず、父は自ら離婚をすると言い出し、母が少し回復したころ、私と母は法務局へ出向いた。母の頭の中では、どうやってこの先暮らしていくかどうかを相談するためで、離婚までは考えてはいなかったようだ。私は父から離れたかったから、母も同じ考えだと思っていたのに。今までの経緯を話した時、法務局の相談員が「なぜ離婚しないのですか?」と言った。他人の目から見ても、私はもう潮時だと思っていた。家に帰る途中、母に離婚のことを聞かれ、私は「離婚をしたほうがいいのでは」と言った。そこから、約5カ月で母は父と別れた。

　後から聞けば、そのころちょうど東日本大震災で大変だった時で、みんなで助け合わなくてはならないのに、自分のことしか考えられない父を見、この先もしも震災が起こった時、果たして母や私は助けてもらえるのかと考えた時、ひどく不安になり、離婚に至ったのだと母は言う。

　父は自分が言い出しておきながら、途中でゴネ出したので、正直なところ長期間かかるものだと思っていた。母は病気だし、私は学生だったけど、離婚は可能だと知った。父はその後すぐに再婚し、幸せなんだそう。

◆人生出たとこ勝負！

　私は私で、地元の会社に勤めている。母も、母方の祖母も年金暮らし。祖母は、私たちの引き受け手であり、今いる場所は祖母の家である。なんだかんだ、生きていけそうな気がする。思えば、母はイタリア旅行の費用も私の分と二人分出しているし、父の援助はもともとなかった。清貧な生活だけど、父がいなくても生きていける。逆に、病気に関心のない人とは生きていけない。

　私は今の状態が、正解に近いのだと思う。人生出たとこ勝負！　時々当時の愚痴をこぼしながら、茶菓子を囲んで、笑い話に変えて、乗り越えて生きていこう。

娘の原稿を読んで

山口県　河村恭子（きょん2）

秋山先生とはじめてお会いした２０１６年の冬に、私は先生からきょん2として原稿を書いてくれと頼まれました。その時、私はまだ自分のことを語るには少々時間が必要だと思って、書けないとお断りしました。

ところが、娘があろうことか原稿を書くというのでびっくりして、なにを書くんだろうかとちょっと不安でした。最終原稿をはじめて読みましたが、私の離婚のことを淡々と書いているのに驚きました。パーキンソン病の私をいちばん理解し支えてくれたのはこの娘であったと、改めて思いを強くしました。生まれたときからずっとパーキンソン病とつきあってきたのは、私より娘のほうだという気がします。

ある時、私は「もっと他の人のように元気でバリバリのお母さんだったらよかったのに、ごめんね」と娘に言ったことがありました。私の身体はいつもあてにならず、調子が悪いと家事さえできないというように困った状況になるのです。そのため予定が変わることはしょっちゅうで、子どものころから、親はあてにならないという漠然とした不安をいつも持っていたんだろうと思います。それでも、生まれた時からパーキンソン病であった母しか知らないし、逆にパーキンソン病でない母を見たことがないということで、私のことは受け入れてくれていたのだろうと実感します。

娘の文章はあまりにもストレートでなんかぎこちないですが、当時の状況が本当に淡々と綴られています。あのころ、病者がなかなか離婚を言い出せない状況にあって、一歩踏み出すにはそれ相応の大きな決心がいりました。背中をおしてくれたのは法務局の方の冷静な助言と、娘の一言、「もう十分やったじゃない。これ以上は限界を超えてるよ……」

あの当時、陸の孤島のような田舎の暮らしはきつかった……。今の暮らしも決して楽じゃないけど、それでも震災にあわれた多くの方々を思えば、私は幸せなんだと思います。うまくいかないこともあるけど、誰かに助けられて今があるように思うのは、自分だけでやっていけないパーキンソン病患者の切実な現実です。今、多くを望まず現状維持ならよしとして、「ぼちぼちいこか」と思って過ごしています。

きみに歌えば 涙がでるよ
だから愛なんだろう
きみのために わたしの時間を
過ごしたいと思う 愛しい人

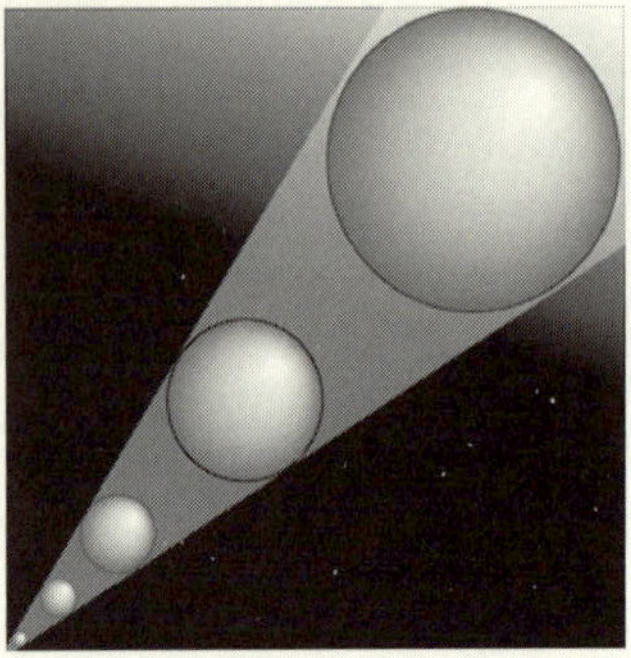

絵：TAKOJI

勝つことは そんな簡単じゃないと
きみを見ていてわかったよ
だけど投げ出さなければ
こみあげる涙も汗も土も やがては糧

輝く場所にたどりついた きみの人生が
歓喜とクロスする瞬間を
わたしは信じてる
そして笑顔さわやかに
胸を張ったきみを
わたしは見よう この球場で
誇らしい気持ち抱いて

〜「Dear」by げんきなこ〜

「Ｄｅａｒ」は、高校の同級生との再会によって生まれた歌だ。
「母校」というキーワードで再び出会った同級生たちは、病気を罹患して閉ざしていた私の心を、少年時代のままのまじりっけのない心で迎え入れてくれた。それはまるで北風と太陽の物語のようで、同級生との再会の中で、いつしか私は重いコートを脱いでいた。

今、同級生は、私を支えてくれるとても大きな存在となっている。再会の翌春、母校が甲子園出場を決めた。私に対してと同じように純な気持ちで母校野球部を応援している同級生からの、高校野球応援歌を作ってみないかという声に応えて作ったのが「Ｄｅａｒ」だった。同級生への感謝の気持ちをいっぱいに込めて、そのときの力の限りで制作した。
「Ｄｅａｒ」の輪は、元気の母校にとどまらず、きなこの母校でも吹奏楽部とコラボ演奏が実現した。この歌を聴くたびに、私自身にも力がこみ上げてくる。これからも、大事にかつ力強く歌っていきます。

絵は、今回新たに、同級生の高島昭二君に描いてもらいました。

（音楽ユニット「げんきなこ」元気）

第4章　先輩患者からのメッセージ

第1章では、若年性パーキンソン病患者さんの恋愛・結婚・出産・子育てについて、まずその渦中にいる人たちからの原稿をまとめ、第2章では夫からのメッセージを、さらに第3章では、子育てをほぼ終えた母へ子どもたちからのメッセージをまとめてきました。2章・3章にはそれぞれを読んだ妻あるいは母親からの感想文もつけました。それぞれの家族の皆さんの思いや考え方、そして歴史などが読み取れたかと思います。恋愛・結婚・出産・子育てといっても、10の家族があれば、10通りの考え方があります。

この章では、同じ若年性パーキンソン病患者としての大先輩である木下広子さんから、原稿をいただきました。まず、木下さんについて、簡単に紹介しましょう。

木下さんは、20歳で結婚し、21歳で第1子を出産したのと同時期にこの病気を発症しました。今から約40年前のことです。さらに25歳で第2子を出産し、26歳でこの病気の確定診断を受けました。

二人の幼子を抱えているだけでも大変なところ、同居の義母がアルツハイマー性認知症、義父が足に障害があり、嫁としてその介護もすべて、パーキンソン病の彼女が背負ってきたのです。パーキンソン病は、「介護される側」であるというイメージが強い疾患ですが、中には、彼女のように「介護する側」の人もいるのです。約30年もの間、育児と介護、今でいうダブルケアですね。それに全力をかけて生きていた彼女は、今、子どもたちも手を離れ、孫も生まれ、患者活動や原稿執筆など益々精力的に生活しています。以下の手記から、そんな彼女からのメッセージを、ぜひ読み取ってほしいと思います。

とくに、木下さんが指針としていたものを、「難あることを生きる力に変えるための十カ条」としてまとめていただきました。これは以前、全国パーキンソン病友の会の会報誌にも掲載されたものにさらにプラスアルファしたもので、若い患者さんたちへの示唆に富んだ内容になっていると思います。

また、木下さんも述べているように、ｉＰＳ細胞による治療法には多くの患者さんが期待しています。パーキンソン病は脳内の神経伝達物質「ドパミン」が減少することで発症します。ｉＰＳ細胞を黒質の神経細胞に分化させて移植することによってドパミンを増やし、いつの日かこの病気が完治できるようになったら、これほど素晴らしいことはありません。しかし、そういう日が来るまでは、木下さんのメッセージのごとく前向きな気持を持ち続けながら、賢いパーキンソン病患者として地道な日々の努力と工夫が必要なのだと思います。

そして、「若い若年性パーキンソン病患者さんの恋愛・結婚・出産・子育て、大いに応援しています！」、の最後のひと言は、私もまったくの同感です。

過ぎてしまえばあっという間の40年

京都府　木下広子

1978年、21歳の時、はじめての出産後まもなく、後方突進が出た。それが初発症状だったと思う。今なら、すぐにパーキンソン病の診断が出るのかもしれない。だけど、40年近く前のこと、当時の医学界には、若年性パーキンソン病のことはほとんど知られていなかった。私のこれまでの人生でいちばんつらかったのは後方突進が出てから診断がつくまでの5年間。それでも、二人目の子どもが生まれるまでは症状そのものはそんなにひどくはなかった。今から思えば、病気のつらさよりも精神的なつらさだったと思う。難病であるという診断であっても、「どこも悪いところはありません」と言われるよりはずっといい。

パーキンソン病という病気、動作が遅いのだ。

本人が、必死にやっていることでも、見た目には、わざとやってように見えるのだ。医者にどこも悪いところがないと言われてしまえば、家族にも理解は得られない。

それが、診断がついてからも、なぜか、病気になったこと自体が罪悪感みたいな形として心のどこかに居座り続ける。家族に理解してもらえないことが、お医者さんへの不信感に形を変えることもある。たぶん、それは今でもあると思う。

10年くらい、ネットにブログを書いている。その時々で題名は変えてきた。最近「若年性パーキンソン病を生きる」と変えた。「私、もうすぐ還暦だから、集大成の時かな」と思っている。

20代、30代の方から相談めいたメッセージが入ることもある。

たとえ、病気であっても、病気であるからこそ自分の体と向き合い、どう生きているかは自分で選ぶしかない。なりたくてなった病気ではなくても、なってしまったら、仕方ない。アドバイスはできても、自分がどう生きるかは自分で決めるしかない。

頑張っている人に頑張れと言うものではない、というけれど、自分の体がしんどくて動かないからといって泣いているわが子をほうっておくことはできない。なんとか、どうにかして、せめてあやしてやりたいと思う。頑張るしかない。

知恵と忍耐と勇気と感謝で私が指針としていたものをまとめてみた。

「難あることを生きる力に変えるための十カ条」

一条…**薬へのこだわり「主治医と仲よくし、薬は自分の体とも相談しよう」**

30年前に比べると、パーキンソン病の薬はいろんな角度から研究され、薬の種類が増えた。だけど、増えたことが必ずしも、患者のためになっていないように思える。

ジスキネジアという症状がある。これはＬ‐ドーパの副作用であることははっきりしていて、これを抑えるために開発された薬もある。その薬が新たな副作用を呼んでいる。病歴が長くなると病気本来の症状なのか、薬からの副作用なのか、わからなくなる。それをわかることで、少ない薬の量で維持できることもある。

人生80年として、60歳で発病なら20年薬を飲めば一生を終えられる。40歳なら40年、20歳なら60年となる。薬を飲むのはお医者さんではない。薬をどう意識するかは患者。患者は薬をもっと知ったほうがいい。

二条…今日一日を大事に生きよう！　明日は明日の風が吹く

なぜか、今日のことより将来のことばかりを心配する人が多い。私もその中の一人だった。

でも30年以上を、この病気と共に暮らしてしまった。

そして今日一日を大事に暮らすことの大切さを知った。

一日を一生とし、生きることに意味がある。明日のことは、誰にもわからない。

明日のことは明日考えたらいい。


三条…治らない病気であっても、個々の症状をよくすることを考える

病気そのものは治らないのかもしれない。

それを治そうとすることはできないかもしれないが、症状のひとつひとつをよくしたいと思うことは、そんなに大変ではないように思う。パーキンソン病というのは、便宜上付けられた病名なんだから。

四条…できないことを嘆くのではなく、楽しくできることを増やそう

不思議なことに、やってみたいなと思うことなら、少々難しくてもできるのに、やりたくないけどやらなければいけないと思うと、相当な気力がないと簡単なことでもできない。だったら、楽しくやれるようにしたらいい。やりたいと思って使うエネルギーと、やらなければいけないと思ってやることに使うエネルギーはとてつもなく違う。

五条…リハビリは病院や器具を使ってやることだけではない

リハビリテーションといえば、機能回復を目的とした病院でのリハビリを考えがちだが、パーキンソン病の場合、機能維持のためのリハビリを早期から考えるべきだろう。それは日常生活の中でできる。むしろ手足の症状が目立つので、本職のリハビリの指導をする方々も筋肉を鍛えることをメインにすることが多いのだが、経験からいえば、緊張しているところをほぐすことをやってもらうほうが、効果があるように思う。大事なことは、鍛えるというよりも習慣にすること。

六条…死ぬまで自分のことを自分でできる体でいたいと思うことが大事（私の場合）

思いには力がある。思いがあれば創意工夫はそう難しいことではない。社会資源などの助成の活用で、住環境を整えることも必要である。また、転倒などによる骨折には十分気を付ける。

どう生きていくか、想定してみる。そのための努力をする。

七条…自分自身にも感謝のできる心境を持とう

病があることは、不自由であっても不幸ではない。私が「つらい」「しんどい」と思っていても、私を生かすために心臓をはじめとする各部位は休むことなく動いていてくれる。

八条…パーキンソン病以外の体調管理を忘れない

このことはY病院のK先生の講演で聞いた。「薬をピッチャーとするなら、それを受けるキャッチャーはあなた方の体全体だ。いくらピッチャーがいい球を投げても、それを受けるキャッチャーが下手だったら、いいチームとはいえないように、体調をよくしないと薬は十分な働きをすることができません」

九条…家族と共に過ごす時間こそ、体調がいいように

もう、随分前のことだけど、夫がわかってくれないと主治医に訴えた。わたしには意外な答えがかえってきた。「あなたが病気をどう受け入れたらいいのかわからないように、ご主人もパーキンソン病になったあなたを、どう受け入れたらいいのかわからないのですよ」と。それからは、私のパーキンソンに夫を巻き込むことをしないでおこうと思っている。思ってはいてもそうはいかないのだけど。いや、私は死ぬまで自分のことは自分でできる体でいるための努力はする。

十条…決してあきらめない

もう駄目、と思った時、ちょっとだけ頑張ってみる。そして決してあきらめない。

さらにプラス3

その一…薬とリハビリは車の両輪

薬はパーキンソン病患者にとって命ともいえる。命をどう使うか？　例えば「ウナゼリン」という薬がある。この薬はドパミン受容体を遮断することによって吐き気を抑える薬だ。胃やそのほかの器官に異常があって出される薬ではない。パーキンソン病の薬を飲むことによって、脳の「吐き気」を感じる部位が刺激されるから、吐き気を感じる、そのことを感じないようにする薬なわけだ。感じるだけなら吐き気は我慢して、パーキンソン病の薬がうまく機能することを選ぶ。吐き気のほうは意識で慣らす。

自分に出されている薬がどのような作用をするのか知って、少ない量でうまく効かせるようにする。

私がパーキンソン病の薬を増やさないためにやっていることは、便秘をしないだけでなく、腸を元気に活性化させることと夜はしっかり眠ること。ただ寝ればいいというのではなく、眠る時間帯が大事で、午前1時から3時ごろまでは深い眠りに入るようにする。人間の体のリズムがその時間に眠ることがいちばんいいようにできているから。

そしてもう一つ、命を輝かすために必要なのがリハビリ。リハビリテーションの本来の意味は「本来あるべき状態への回復」も含む。人（患者）が人（患者）として認められ、自分らしく生きること自体リハビリなのではないか。だから、その時々（体の状態）で、やるべきことは違うはずだ。そして動く時、その動きをすることを意識することで、脳を刺激する。

その二…パーキンソン病だって、楽しく生きていい

ずっと、どこか罪悪感みたいなものがあって、「なぜ、こんな病気になったのだろう」と思ったことはないのだけれど、病気になったことで、「家族に迷惑かけている」とか、「こんな病気でさえなかったら」という思いが、心のどこかにあったように思う。それって、心のどこかで、自分が「幸せ」だと思うことを止めていたのかも知れない。

だけど、もうやめた。私、還暦だから、これからは、楽しく生きることにする。そのために、生活の質を上げるためのリハビリをする。薬を飲む。そして、笑顔で生きる。心からの笑いでなくても、脳は「笑っている」と思うらしい。

その三…知恵と忍耐と勇気と感謝の気持ち

知恵とは自分ができない時に周りの人にどう手伝ってもらうかを考えることでもあるけど、はじめから「頼ること」を前提にしたらだめだと思う。下の子どもが3歳ぐらいの時、義母が認知症で徘徊がはじまった。どういうわけか、義母は孫の守りをしないといけないと思っていたので3歳の子に「おばあちゃん見ててね」と言い、義母には「私がこれをやっている間、〇〇ちゃん、お願いします」と言っていた。

忍耐とは維持と意地、意地だけで生きてきたようなところもある。

勇気とは手伝ってくださいと言えること。「私、パーキンソン病です」ということが、なかなか言えないように、自分の気持ちを伝えることは勇気のいることだ。

感謝、とくに夫に感謝かな。きれいごとばかりでは語れない私のこれまでの人生。いつも、見守ってく

れる夫がいた。「動けない時を動け」と言うのを恨んだこともあったけど。だけど、そのおかげで、今の私はあると思っている。「ありがとう」

皆さんへのメッセージ「パーキンソン病的チャレンジドになろう！」

２０２１年の患者移植を目指してiＰＳ細胞の研究が進められているそうです。若年患者で作るＮＰＯ法人「Ｕ６０チャレンジド・サポーターの会」も２０１６年2月1日付で設立されました。病気を隠さなければならない事情もあるでしょう。だけど、医学は確実に進歩しています。世間の目を変えるのは私たち患者自身だと思います。実際、現在に活かされている病歴30年40年、中には50年の若年性パーキンソン病患者の業績も少なからずあります。ピンチはチャンスともいいます。パーキンソン病患者だから、できることも必ずあるはずです。

今は、ネットや全国パーキンソン病友の会などを通じて同病者同士の交流も進んでいますから、昔よりはいい時代になりました。だけど、若年患者のつらさは、医療関係者にはわかってはもらえていないと思うところがあります。いえ、わかったうえで言われているのかもしれません。「進行が遅い」と言われること、「パーキンソン病は薬があるからいい」と言われること。一般社会で見た目どこも悪そうに見えなかったり、あるいは、不随意運動やパーキンソン病患者特有の症状は、知らない人から「不審者」とみられたり、本来の病気以外の部分で闘わないといけないところがあります。「治らない病気である」ということをどう理解するかだと思います。自分自身のことは、自分がいちばんわかるはずです。

賢いパーキンソン病患者として生きてください。パーキンソン病は、長く付き合う病気です。自分を守るのは自分自身です。

若く発病してしまった若年患者は、人生設計を早いうちに立てる必要があります。私が若年性パーキンソン病の診断を受けたころは、10年で寝たきりと言われていました。それが、今では、普通に発病するパーキンソン病であっても、30年は動けることを目指しましょうと言われるようになりました。だけど、パーキンソン病発症が60代であるのと、30代、40代での発症とでは人生設計がまったく違います。私は20代の前半での発症で、進行が遅くていいねと、同病者にも医療関係者にも今でも言われます。

診断された時、うちの家庭事情は幼子二人、下はまだ1歳でした。体の不自由な義父、アルツハイマー性の認知症と診断された義母との同居。「進行が遅い」と言われてもパーキンソン病の症状はしっかりとあるわけで、進行が遅いからいいなんてことは一度も思ったことはありません。それなりの努力もしました。障害者支援や福祉制度など、その時々で利用できる社会資源も有難く利用させていただきました。でも、「なぜこんな病気になってしまったのか?」で思い悩んだりする暇がなかったように思います。パーキンソン病であることがわかった時、「私でよかった」と思いました。子どもであったなら母親としてつらい。夫であったなら、この家庭を養う経済力は私にはなかったから……。

10年で寝たきり、あるいは「死」か……。子どもが小さいころ、この子たちが成人するころには母親はいないのだから、この子たちに何を伝えるか、そのために私はどう生きるかをいつも考えていたように思います。やがて両親は感謝の内で旅立って行きました。子どもたちは30歳をとうに超えそれぞれの家庭を持ちました。

今、夫と二人。体の不自由はあっても不幸ではありません。小さな幸せの中で暮らしています。私はもう還暦なのです。一歩先を行く先輩患者として長寿は望んでいません。現在の私の目標は死ぬまで動けることです。

みなさんも「どう生きたいか」を設定してそれに向って自分の主治医は自分と思い薬の使い方にも注意して、チャレンジャーとして生き抜いて下さい。

若い若年性パーキンソン病患者さんの恋愛・結婚・出産・子育て、大いに応援しています！

第5章　調査結果より

秋山智

1. 若年性患者の特徴と問題

序章で述べたように、本書の目的は、「たとえパーキンソン病患者であっても人間として当たり前に、恋愛や結婚、そして出産や子育てをしている事実があるのだ、ということを読者の皆さんにわかってほしい」ということです。

11名の患者さんの手記、3名の夫の手記、4組の子どもたちからの手記など、いかがだったでしょうか。若年性パーキンソン病患者さんの恋愛、結婚、出産、子育てについて、そしてそれぞれの家族の軌跡について、少しでも理解を深めていただけたでしょうか。

私は、14年前、序章で紹介したAさん（愛媛県）の講演をたまたま聴いたのがきっかけで、「もっと多くの若年患者さんの話が聴きたい」と思い、ある患者さんからある患者さんへと、ご紹介いただくことを繰り返してきました。これまでに北海道から沖縄まで多くの若年性患者さんと出会い、直接話を伺った方だけでも50人を超えるまでになりました。これらの方とは、少なくとも年に1度はお会いするようにしています。その活動も、もう10年以上になります。

そうしているうちにわかってきたことですが、若年性パーキンソン病には、例えば、家族発症例が多い（遺伝の問題）、病気の進行が遅い、L-ドーパの反応性がよい、非運動症状が出やすいなど、通常のパーキンソン病とは違ったいくつかの病理的な特徴があるようです。

しかし、私が実際の患者さんにお会いして強く感じたのは、そのような身体面での特徴はあるにせよ、むしろ生活上の問題や課題がとても多いということでした。まず若年患者さんは、病名の診断までにかなりの時間を要するということです。とくに昔は、十年以上も病名がわからない人も珍しくはありませんでした。患者さんはその間、自分はいったいなんの病気なのか、大変不安に思います。また病名を診断されたで、「難病」「進行性」「不治の病い」ということになり、そう簡単に病気を受容できるものではないといいます。さらに、若年性患者さんは、単に病状自体が進行性であるのみならず、症状の「日内変動（オンとオフ）の激しさ」に関する周囲の無理解に悩まされることがなんといっても多いのです。

これらのことに加えて、現役世代ならではの、家族や就業などに関連する問題を抱えています。例えば、10代、20代の患者さんは進学、就職、結婚などの人生の選択に迷います。この病気になってから出産や育児をする人もいなくはありません。

30代、40代の患者さんであれば、社会の中堅世代として、就業、子育て、家族の経済問題、家庭崩壊の問題を抱えることが多くあります。さらに50代では、子どもの結婚、遺伝、親の介護、老後の生活設計など、親子3代にわたっての問題と直面しなくてはなりません。また、女性の場合は、40代後半から50代前半にかけて、更年期障害に苦しむ人も少なくありません。このような、発達段階に沿った問題が各年代で生じてくるのです。

2. 妊娠・出産・育児中の思い

序章で、この14年間、様々な調査をしてきたことを紹介しましたが、ここではその中から、女性患者さんを対象に調査をした、本書のテーマでもある「結婚・出産・育児期間中のその時々の主な考え・思い」の特徴について紹介します。対象者は、結婚前から発症していた人、出産と同時期くらいの発症の人、子どもが多少大きくなってから発症した人など様々でしたが、まずはそのすべてを表にまとめて紹介したいと思います（表2）。

結婚前から発症していた人は、「この病気では結婚や出産はきっと無理だろう」、とあきらめることが多いようです。それでも、縁あって結婚し、妊娠を決意した人は、次に「この病気で妊娠できるだろうか」、と不安に思うようです。この時期は、出産に理解のある医師との出会いの有無が大きな影響を及ぼします。

運よく妊娠した後には、今度は「こんな体で子どもを守りきれるだろうか」「子どもに薬の影響が出ないだろうか」「五体満足で生まれてくれるだろうか」、と思い悩みながら妊娠期間を過ごすことになります。

そして、出産後、安堵感や幸福感を味わう一方で、育児期には、例えば「薬の影響で母乳があげられないつらさ」「赤ちゃんの身の回りの細かい世話ができない」ことなど、また新たな悩みに直面することになります。これらの期間、保健師や家族などの支援が非常に重要となります。とくに夫の役割は重要です。

さらに、保育・学童期には「きちんとしつけられるだろうか」「子どもの要求に応えられるだろうか」「学校行事に参加できるだろうか」「他のお母さん方とうまくやっていけるだろうか」、など、学校との関わり

表２　結婚・出産・育児期間中の主な思い

時　　期	主な思い
結婚前	「この病気では結婚や出産はきっと無理だろう」
妊娠決意期	「この病気で妊娠できるだろうか」
妊娠中	「こんな体で子どもを守りきれるだろうか」 「子どもに薬の影響が出ないだろうか」 「五体満足で生まれてくれるだろうか」
育児期 （授乳期）	「薬の影響で母乳があげられないことがつらい」 「赤ちゃんの身の回りの細かい世話ができない」
保育・学童期	「きちんとしつけられるだろうか」 「子どもの要求に応えられるだろうか」 「他のお母さん方とうまくやっていけるだろうか」
中学生以降	「子どもにちゃんと病気のことがわかってもらえているだろうか」 「こんな体で親としての責任が果たせているだろうか」
巣立ちの時期	「病気が子どもの結婚の障害にならないだろうか」

が問題になってきます。一方で、子どもが小学校３～４年生くらいになると、病気の母親を色々助けてくれるようにもなり、大いなる力となります。

中学生以降になると、「子どもにちゃんと病気のことがわかってもらえているだろうか」「こんな体で親としての責任が果たせているだろうか」など、１対１の人間としての子どもとの関係に変わっていきます。

そして、いよいよ子どもが20歳も過ぎ巣立ちの時期になると、無事子どもを育て上げた達成感と安堵感の一方で、「病気が子どもの結婚の障害にならないだろうか」と、遺伝に関連する悩みが脳裏をよぎるようになる人もいます。

このように、結婚・出産・育児期間中を通して、子どもを持てた幸せを感じる一方で、いつの時期になっても、病気に関連して、子どもの成長や将来に対する不安や苦悩が続いていることがわかります。

さらに、参考までにそれぞれの時期の心情のカテゴリーについてもうすこし詳しく整理してみました（表

表３　妊娠前の心情のカテゴリーと主なデータ

◆出産に対する諦め 「子どもは諦めての結婚だったから」 「難病とわかったときから諦めていた」
◆妊娠することへの不安 「この病気で妊娠できるだろうか」 「どうやっておなかの赤ちゃんを守れるのか」 「もしも障害のあるこどもが生まれたら」
◆他者の言葉からの苦痛 「妊娠なんか無理に決まっている！」 「夫から『本当にダメなのか！』と言われた」
◆薬の影響との葛藤 「赤ちゃんに影響が出たらどうしよう」 「飲んでしまったことへの後悔」
◆妊娠に対する前向きな思い・希望 「夫がいればなにがあっても守ってくれる」 「オンの時にはできることがたくさんある」

3・4）。とくに妊娠前については、具体的データまで細かくあげてみました。

　我々医療者は、なによりも、一人ひとりの患者さんの出産や育児に対する思いや悩みを知ることが大切です。そして、家族を含めたアセスメントが不可欠です。もちろん、一人ひとりの患者さんの考えや思いはそれぞれ違いますが、少なくとも、パーキンソン病だからといって、妊娠や出産、育児は無理という我々自身の先入観は持ってはならないと思います。子どもを産み育てることは、健常者であっても大変なことです。ましてや、パーキンソン病という病気を持った患者さんの場合は、二重三重の苦労がのしかかるのです。

　パーキンソン病患者さんが、妊娠・出産し、子育てをしていくためには、多くの人たちの手助けが必要です。まず、妊娠・出産にはこの病気をコントロールするために、産科医と神経内科医の連携が不可欠です。我が国では、パーキンソン病患者さんの

表４　その後の各時期の心情のカテゴリー

◆妊娠中の心情 広がり続ける不安 不安定な感情 家族の理解を得られないことへの困惑 おなかの中の子どもに対してふくらみ続ける愛情 他者からの支援に関する感謝
◆出産時の心情 出産時の壮絶な痛み 出産を無事終えたことでの安堵と喜び 母乳をあげられない悔しさ（薬の影響） 先が見えない今後の不安
◆育児期の心情 普通の人と同じように育児が行えない悔しさ 子どもの成長に対する心配 病気の開示・告白による他者や子どもからの反応に対する不安 母親として子どもを守る強さ 家族や周囲の支えで得られた幸福感

出産は必ずしも多くはないので、まずはその連携がポイントになります。それと同時に、地域や病院で患者さんをフォローしていく保健師など、看護職の存在も必要不可欠です。産褥期のケアとしては助産師にもパーキンソン病の知識が求められます。

そして、育児や子育てには夫や親の援助は欠かせません。とくに夫の役割は大きいものです。また、それだけでなく、とくに保育・学童期以降は、学校活動を通した地域の方々の協力の有無もキーポイントとなります。例えば、保育園などへの送迎や学校行事への参加など、周囲の皆さんのお力添えは大きいのです。

さらに、この世代の女性患者さんには、育児や子育ての一方で、嫁としてあるいは娘として、親の介護問題が重くのしかかる場合があることもわかりました。パーキンソン病患者さんは一般的には介護される側の立場の人が圧倒的に多いのですが、中には介護する側の患者さんも存在するのです。したがって、患者さんのみならず、家族全体の状況を把握していく必要があり、そういう視点での支援も、また必要不可欠であると思われます。

なお、ＡＲ‐ＪＰ（常染色体劣性遺伝性パーキンソン病）など遺伝性のパーキンソン病患者さんの妊娠・出産については、また別の視点での考察が必要です。遺伝の問題については、さらに遺伝カウンセリングや遺伝看護などの専門家の介入が望まれます。

若年性患者さんの出産・育児の問題は、事例が多くないだけに一般にはあまり知られていません。しかし、尊厳ある一人の人間の人生として、あるいは家族全体としてみても、患者さんのＱＯＬを維持・向上させるためには、この問題は難病ケアの専門職者として認識しておくべき重要なテーマであると思われます。

今回の寄稿していただいた方の他にも、現在、パーキンソン病の薬を調整して、妊娠・出産に挑戦している若い女性患者さんもいます。私は、今後もこのテーマについて継続的にフォローしていこうと考えています。

3. 嗅覚障害

パーキンソン病においては、振戦、固縮、無動など運動症状は広く知られていますが、この病気には様々な非運動症状もあります。例えば、起立性低血圧や便秘などの自律神経系の障害、痛みなどの異常感覚、睡眠障害やうつ障害、そして病的賭博や病的買い物などのドパミン調節異常症候群などです。さらにその一つに嗅覚障害があります。この本をお読みの皆さんは、においについてはなにか自覚があるでしょうか？

パーキンソン病では、ドパミンが豊富な嗅結節においてもドパミンが欠乏し、その結果として嗅覚障害が生ずると言われています。病理的には、延髄の迷走神経背側運動核および嗅球、前嗅核よりレビー小体が形成されることに起因しているとのことです。最近では、嗅覚障害はパーキンソン病の初期症状あるいは前駆症状としても捉えられています。

現在のところ、看護の視点からパーキンソン病患者の嗅覚障害がどのように日常生活に影響を及ぼし、どういう問題があるのかを具体的に検討した研究は見あたりません。そこで、ここでは、最近の私の調査からパーキンソン病若年発症者を対象に、嗅覚障害の現状や特徴を明らかにし、日常生活上の問題点とその対策について検討した結果を紹介していきます。

調査対象は、おおむね40歳代以下で発症したパーキンソン病患者45名です。調査方法は、直接面接によるアンケート調査でした。

まずは、全体的なにおいの感じ方としては、男女あわせて、においについて普通に感じる14名、少し感じにくい21名、僅かに感じる６名、ほぼ感じない４名でした（表５）。

次に、普通に感じる14名を除いた31名を対象に、いつごろから感じにくくなったのかという質問に対しては、発症前からということを覚えている人が２名のみいたものの、後はご覧のように大部分がかな

表5　全体的なにおいの感じ方

	男性	女性	合計
普通に感じる	3	11	14
少し感じにくい	6	15	21
僅かに感じる	0	6	6
ほぼ感じない	1	3	4
計	10	35	45

表6　いつごろから感じにくくなったのか

いつごろから	人数
最近、2～3年前、ここ数年	12
4～5年前、6～7年前	5
10年以上前、12～3年前	4
15年くらい前、20年以上前、35年くらい前	3
発症前から	2
覚えていない、わからない	5
計	31

りあやふやな回答でした（表6）。

病気の罹患年数による比較では、感じ方の4段階ごとの平均の罹患年数を計算してみたのですが、感じ方の程度と罹患年数との関係性は見られませんでした。罹患年数の年数の段階ごとに、「普通に感じる」を1点、「ほぼ感じない」を4点として平均得点を出してみたのですが、こちらもとくに関係性はみられませんでした。

また、発症年齢による比較では、いずれも年齢が高く発症した人の方が、障害の程度が高い傾向にあることがわかりました。

次に、品目別でにおいの感じ方について調べてみました（図1）。数字が小さいほうが嗅覚が落ちにくいことを示しています。表を見てわかるように上の方から香水、ニンニク、カレー、たばこ、ガスなど刺激の強いものへ

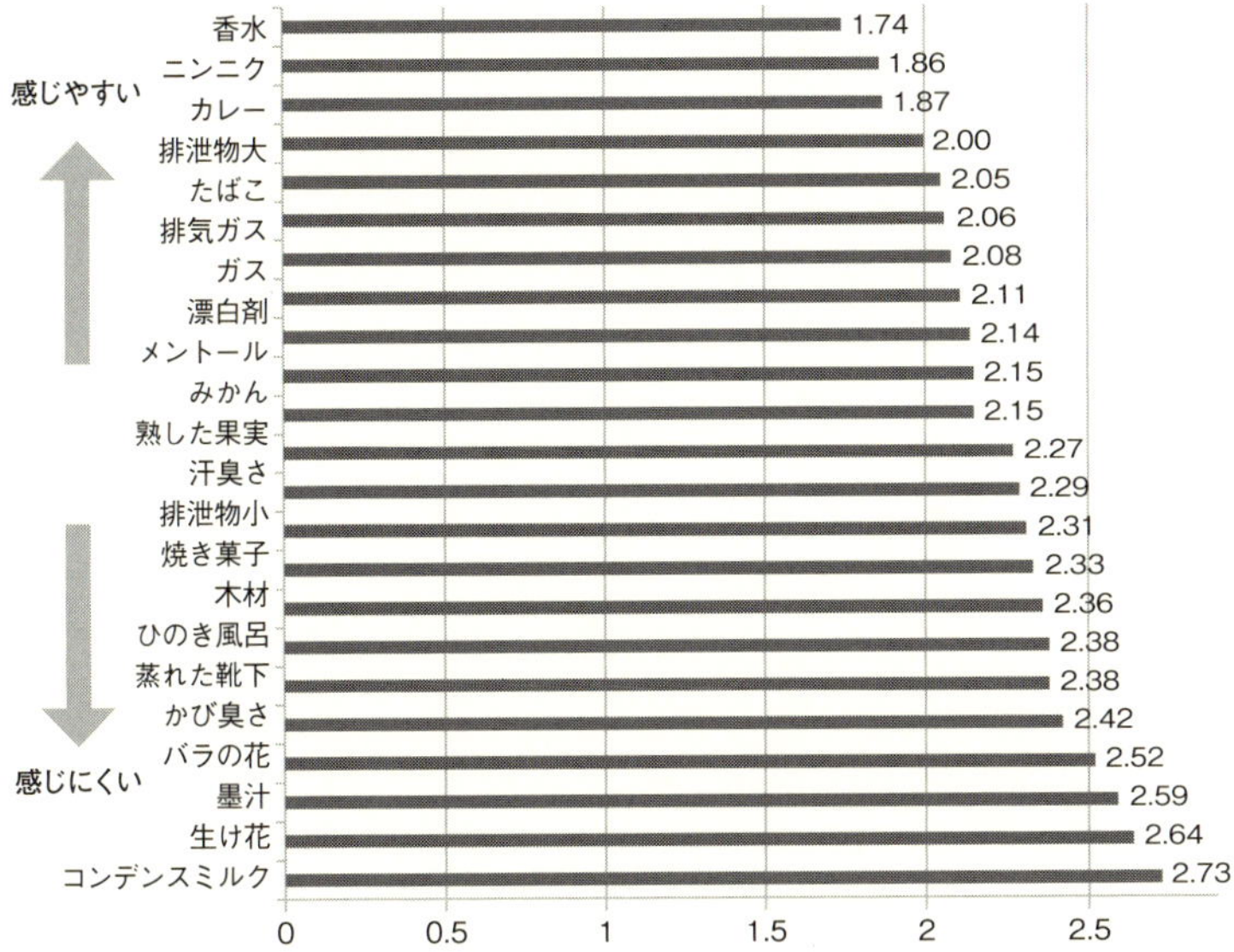

図1　品目別のにおいの感じ方

の嗅覚は比較的落ちにくいようです。逆に下の方から、花、練乳、墨汁、かび臭さなどのにおいは、とくに感じにくくなるようです。

嗅覚低下に気づいたきっかけとしては、「料理をしていて、鍋やフライパンなどが焦げてもにおいがわからなくて気づく」「香りの強い食べ物のにおいがわからなくて気づく」「生活の中で、誰にでもにおうもののにおいがわからなくて気づく」「他の人がくさいと言っているのに、自分にはわからなくて気づく」などでした（表7）。右の欄に、そのそれぞれの具体的に記載をあげておきました。

続いて、日常生活への影響ですが、これは主に食事面、安全面、衛生面、情緒面の4つに分類できました。

まず、食事面では「においも味も感じにくい」というのが最も多かったです。においと味の両方がわからなくなる人が多く、さらに食材の痛み具合や料理の味付けに困るということでした。他には「味は大丈夫だがにおいはわからない」「鮮度や焦げがわからない」というカテゴリーもあげられました。

次に、安全面ではフライパンや料理が「焦げていてもわからず、火災が怖い」、というものと「ガス漏れがあってもわからないので危険、それなのでＩＨに変えた」というカテゴリーが多かったです。

衛生面では「自分の体臭などがわからず他人に迷惑をかけていないか心配」「赤ちゃんのおむつのにおいがわからない」「ペットのにおいがわからず、排泄もわからない」「家の中の様々なにおいがわからない」、これは生ゴミとか漂白剤とかトイレとか部屋干しなどのことです。それと「香水をつけすぎて」注意されるなどのカテゴリーがあげられました。

最後に、情緒面ですが「花などのよい香りがわからず悲しい」のカテゴリーの内容が多かったのですが、他に「においなんかわからなくても」というような気の持ち方の変容を示す意見などがあげられました。

その他の内容としては、「においなんてわからなくてもとくに問題はない」という意見も何人か見受けられました。他には「におい方は変動する」とか、「もはや感じないかすらよくわからない」というのもありました。

嗅覚障害は、視覚障害や聴覚障害に比べると、日常生活上の影響はさほど大きくはないようです。実際、あまり困っていることはないという患者さんもいました。しかし、よくよく話を聞くと食事面、安全面、衛生面、情緒面から様々な影響を感じている人も多く、生活上の不利益をできる限り少なくすることが必要であると思われました。

表7　気づいたきっかけ

カテゴリー	具体例
料理をしていて、鍋やフライパンなどが焦げていてもにおいがわからなくて気づく	・料理中、鍋が焦げて煙が出ているのに、においではわからなかった ・料理を焦がしていても、気づかなかった ・料理をしていて、よっぽど焦げてくさくならないとわからないことに気づいた ・フライパンが焦げているのに気づかず、家族に指摘された
香りの強い食べ物のにおいがわからなくて気づく	・カレーを作っていて、においがしないことに気づいた ・カレーや珈琲など香りの強いもののにおいが薄く感じるようになって気づいた ・他の人は食べられなかったくさいにおいがする台湾の豆腐を平気で食べた。ほとんどにおいは感じず、おいしかった。その時気づいた
生活の中で、誰にでもにおうもののにおいがわからなくて気づく	・生ゴミをためていて、そのにおいに気づかず、ヘルパーさんに指摘された ・自分の排泄物や排ガスのにおいがわからなくなったことに気づいた ・飼い犬の特有のにおいが感じにくくなった
他の人がくさいと言っているのに自分にはわからなくて気づく	・他の人が「いいにおい」といっているのに、「何が？」とわからなかった ・他の人が感じるにおいに気づかない ・周囲のたばこくささが、妻にはわかるのに自分にはわからなかった ・家族に「においがわからないのか」と指摘された
他の人から聞いてそういえば自分もわからないと気づく	・他の患者がにおいのことを話していて、ああ自分もにおわないなと思った ・他の患者たちがにおいわかりにくいと言いはじめたときに、自分もそういえばわからないと気づいた。 ・神経内科の先生から、この病気の人はにおいが感じなくなると聞いて、自分もそういえばわからないと気づいた
他の症状・治療などに関連して気づく	・鼻茸の手術をしてから、左右ともににおいがわからないことに気がついた ・鼻がつまりやすくなって気づいた ・気管切開した頃に気づいた ・失神して倒れて、しばらくして元に戻る過程で気がついた

とくに火災やガス爆発の危険は最も注意すべきことであり、例えば、ガスコンロをやめてＩＨにするのは最も有効な予防策であると思います。また、料理中の焦げを防止するための集中力も必要です。その他、食品の鮮度、体臭・赤ちゃんのおむつ・ペットや家の中のにおい、化粧の仕方など衛生上の視点への注意も自己努力である程度は可能だと思われます。これまであまり重要視されてきませんでしたが、子育て世代においては、案外重要な問題なのかもしれません。

医療職・看護職はもちろん、患者さんの周囲にいる人は、当事者にこれらのような問題と対策について説明することと、患者に対する情緒面での配慮が求められると思います。

4．看護師に望むこと

かつて、私がこれまで出会った50人を超える若年性パーキンソン病の人から聞いた話を集約し、「医師、看護師、行政に望むこと」をそれぞれまとめたことがあります。最後に、その中から看護師に望むことを紹介したいと思います（表８）。

看護師への要望については、「人間としての尊厳を大切にしてほしい」「自分のことをわかってもらいたい」「若年性の特性をよく理解してほしい」「専門職としての対応を希望する」と概ねこれら４領域の要望に集約されました。

とくに、患者さんにとって最もつらいことは、「オンとオフのギャップ」が挙げられます。具体的には『オフ時のつらい症状』はもちろんのこと、『オンとオフの差が激しいこと』などですが、それがつまり

表８　看護職への要望

カテゴリー	サブカテゴリー
人間としての尊厳を大切にしてほしい	自尊心を大切にしてほしい 信頼関係を確立したい
自分のことをわかってもらいたい	話を聞いてほしい 周囲に病気を隠している場合もある 完治する日を信じている
若年性の特性をよく理解してほしい	老人のパーキンソン病とは違う 一人ひとりの症状は異なる オンとオフのギャップ 動けない時にも体力を使っている 結婚や出産への希望がある
専門職としての対応を希望する	こういう声かけをしてほしい これだけはしてほしくない 歩行・転倒への考え方 筋固縮に対する対処 正しい知識や情報を勉強して伝えてほしい

「一人ひとりの症状は異なる」ことであり、さらにそれらを相手に〝わかってもらえないことへのつらさ〟だと思います。いかがでしょうか？　この本を読んでくださった人には、理解していただけたかと思います。

しかし、残念ながら最近でも、入院中、医師や看護師にそのことをわかってもらえなかったという話をいくつか聞きました。また、最もわかってほしい配偶者にさえも理解してもらえず、どうしようもない思いを切に訴えてくる患者さんもいました。

結局、その現状をなんとかしなければ、という私の最初の思いに立ち戻ることになるのですが、まだまだ、基本的なところで課題は多いと感じざるを得ませんでした。

何度も言いますが、パーキンソン病は一般に高齢者の病気と認識されており、我々医療従事者の中でも、若い世代で発症する患者さんが存在することはあまり知られていません。

だからこそ、我々はこの要望の結果を踏まえ、患者さんの自尊心や症状、努力を知り、看護師に求められる態度などをよく理解したうえで、個々の患者さんへのより適切な対応を考慮しなければなりません。

そして、この表の中にあるように、中には、まさに本書のテーマですが、「結婚や出産への希望がある」人もいます。また、多くの患者さんは「いつか完治できる日が来ることを信じている」のです。もしかしたら、そんな日が来るのもそう遠いことではないのかもしれません。

終章　手記を振り返って

秋山智

1. 手記を振り返って

本書の目的は、「たとえパーキンソン病患者であっても人間として当たり前に、恋愛や結婚、そして出産や子育てをしている事実があるのだ、ということを読者の皆さんにわかってほしい」ということでした。ここまで、若年性パーキンソン病患者さんの恋愛、結婚、出産、子育てについて、そしてそれぞれの家族の軌跡について紹介してきました。また、この病気の皆さんの特徴や抱える問題など、私の調査結果も踏まえて紹介しました。これらを通して、少しでもこの本をお読みの皆さんの理解が深まれば嬉しく思います。

ここで、第1章の11名の当事者の皆さんに書いていただいた内容について振り返ってみましょう。まだ結婚前の恋愛期の人、子どもを持たないと決意した人、乳飲み子を抱える人、離婚・病状悪化・反抗期などのいろいろな逆境に相対してきた人、やっと子育てを終えた人、そして子育てをしながらも様々な活動をしている人など、バラエティに富んだ人たちに書いていただきました。

まず、北条千秋さん（仮名）は、現時点で私が知り合っている中では、最も若い患者さんです。手記を読むとわかりますが、今まさに、将来の結婚に向けて恋愛中、この本のテーマのひとつ「恋愛」のまっただ中にいる方です。

櫻井結子さん（福島県）は、発症年齢はわずか9歳か10歳、診断されたのもまだ小学校6年生ですから、私が知る中では最も早い時期での発症です。この原稿を依頼した当初は付き合っていた方がいたようなのですが、現在、本物の伴侶に出会えるようまた活動中。この病気の人の現在進行形の恋愛観を綴った文章として、とても貴重なものとなりました。

植村奈保子さん（北海道）は、中学2年生での発症、20歳の時に結婚し21歳でお子さんができたものの、結局堕胎することを選択し、現在も夫と二人暮らしです。大変つらいことですが、そういう選択をする方も少なからずいるようです。

飯田恵美子さん（広島県）は、夫婦で話し合って子どもは作らないことにしたものの、その心の底では本当は子どもがほしかったことが今回の原稿に綴られています。そのような大変な心情を今回よく書いてくださいました。

安井幸世さん（北海道）は、現在1歳になったばかりの赤ちゃんを育てているまさに育児まっただ中の方です。今回の原稿が、いわゆる「遺書」になってもよいという覚悟で書いてくださいました。

松尾美穂さん（長崎県）は、本当につらかった前の夫との結婚生活について、書いてくださいました。その後離婚し、元の夫はもちろん、今年19歳になるはずの子どもともまったく連絡を取ることもなく、今どうしているのかもわからないとのこと。しかし、このたび2回目の結婚をされ、本当によかったと思います。

山本美千代さん（長崎県）は、私が知る限りの女性患者さんの中で、もっとも衝撃的な人生を過ごしてきた方です。何といっても、「ドパミン調節異常症候群（ＤＤＳ）」という当時あまり知られていなかった病状に翻弄された人生は本当に大変でしたが、そんな中で、４人ものお子さんを生んだそのパワーは、私にとってほんとうに衝撃でした。

丸山美重さん（静岡県）は、現在必ずしも家庭内が平和というわけではありません。ご主人との関係、そして子どもたちの反抗期に悩む日々ですが、そんな現状をよく原稿に書いて下さったと思います。

藤木五月さん（北海道）は、過去の子育て中のいろいろなエピソードについて紹介してくださいましたが、お子さんはもう20歳になり、この度巣立っていきました。私がはじめてお会いした時はまだ小学生でしたので、感無量です。

坂東菜穂子さん（兵庫県）は、まだ若いのに二人の子持ちです。その一方でアクセサリーなどのクリエーターとしてその道ではちょっとした有名人です。たまにラジオやテレビの取材を受けたり、ドキュメンタリー番組に出演したり。今回は、ご主人にも貴重な原稿をいただきました。

西本愛さん（広島県）は、私が最もお世話になっている若い患者さんですが、こちらも今やお子さんが二人です。音楽活動も仕事もしています。すごいです。今回、御主人にも一筆と、出産時の産科の先生より貴重な原稿をいただきました。


次に、第2章では、3名の夫から、妻についての手記をいただき、さらにそれに対する妻の返信を書いてもらいました。

まず、藤木康一さん・五月さん夫婦（北海道）です。だいぶ前にテレビでも放映されていましたが、夫の康一さんの妻に対する基本的なスタンス、「できそうなことはできるだけ五月にやらせた」というところがとてもいいのだと思います。しかし、五月さんの〝私が転んでも振り向きもしないで「介護上手」と言われていた主人〟という表現には笑わせられます。

飯野礼司さん・優子さん夫婦（仮名）です。飯野さんは奥様とは大学時代からのお付き合いで、すでに30年以上になります。こちらのご夫婦は、子どもは持たないと決めて過ごしてきました。短い原稿ではありますが、端的な中にも、長きにわたり病気を持つ奥様を見守ってきたご主人の心情が、とてもよく伝わってきます。

辻井勝さん・裕美さん夫妻（京都府）です。拙著『若年性パーキンソン病を生きる』（長崎出版）でも紹介しましたが、当事者である奥様のオルゴールコンサートは有名です。そんな辻井さんの活動は、実はご主人の存在があるからこそともいえるでしょう。奥様に原稿依頼した際に、今回のご主人の原稿を読んで、「初めて夫の気持ちがわかった」と感激していたのが印象的でした。

続いて第3章では、計7名のお子さんたちより、母親についての手記をいただき、さらにそれに対する母親の返信を書いてもらいました。

まず、舟波真美さん（東京都）のお子さん諄くんです。お母さんに言わせれば「後回しにせずにドンドン片付けるタイプ」だそうで、確かに、依頼した原稿をあっという間に仕上げてしまって驚きました。しかしそれ以上に、若者らしい生き生きとした文章に感銘を受けました。そして、お母さんは「思いのほか、自分のことを理解していて驚いた」とのことでした。

久保田容子さん（滋賀県）の３人のお子さんたち、裕子さん、淳平くん、哲平くんですが、原稿を依頼した時が、まさに淳平くんの結婚式のころでした。３人のそれぞれのお母さんに対する感謝の思いが感じられる文章です。そして、それぞれに対するお母さんの返信も含めて、まさに家族の歴史を読み取ることができると思います。

原田美和子さん（福岡県）の二人の娘さん、愛弓さん、奈々恵さん、お二人とも立派な社会人になりました。これまでの20数年の生活について、お母さんは「家族みんなが一致団結して私をサポートしてくれた」と述べていますが、一方でお子さんたちは「パーキンソン病の母が家族を一つにする」と題しています。この二つの言葉からだけでも、素敵な家族の状況が想像できます。

最後に河村恭子さん（山口県）のお子さん史子さんです。家族の形態はさまざまで、中には離婚に至るケースも希ではありません。子どもの目線から、今回この重いテーマを淡々と綴っていただき、お母さんとともに私のほうも驚きました。そして、お母さんが娘さんの原稿を読んでの「生まれたときからずっとパーキンソン病とつきあってきたのは、私より娘のほうだった」というひと言がとても印象的でした。

以上、11名の当事者、3名の夫、4家族7名のお子さんたちから手記をいただきました。全体を通していえることは、ほとんどの当事者の人が前向きであるということです。しかし、これについてはよく読んでいただけるとわかるのですが、実は、今は前向きであっても、過去には決してそうではなかった時期が多くの人にあったことは、ここに付記しておかなければなりません。今回原稿を書いていただいた当事者の皆さんは、誰しもがこの病気の診断を受けた時のみならず、それぞれに過去につらい経験をし、それでもそれをなんとか乗り越えてきた、あるいは乗り越えつつある人たちなのです。

ただ、まだまだ今回の当事者の皆さんは現役世代であり、これから先も何があるかわかりません。とくに、北条さんや櫻井さんなどこれから結婚、あるいは出産を目指すより若い人たちについては、なおさらです。これから先も、引き続き皆さんを見守っていけたらと思っています。

また、実は他にも、私が知っている人の中で今まさにつらい経験の真最中の人たちもいます。例えば、失業や離婚、家族の死などもありますし、家族関係や病気の進行に苦しんでいる人ももちろんいます。現実問題として、そういう人たちに原稿を依頼するのが難しいという事実もありますが、書いて下さった人の中にも、今現在まさに家庭内の不和に悩んでいる人や、つらい過去を思い出して書いていただいた人もおり、ご協力いただいた皆様には、本当に感謝致します。

そして最後に第4章の先輩患者木下広子さん（東京都）の手記です。木下さんがご自身の長い体験の中から導き出した「難あることを生きる力に変える十カ条」プラスアルファは、多くの皆さんの参考になると思います。〝からだ〟と〝こころ〟の二つの側面から、とても含蓄のある内容だと思います。さすがは木下さんです。

2. 家族の軌跡

何度も繰り返しますが、本書の目的は、「たとえパーキンソン病患者であっても人間として当たり前に、恋愛や結婚、そして出産や子育てをしている事実があるのだ、ということを読者の皆さんにわかってほしい」ということでした。そして、若年性パーキンソン病患者さんの恋愛・結婚、出産、子育てについて、少しでも理解を深めていただきたく編集しました。

しかし、当事者の皆さんの原稿、そしてご主人やお子さんたちをあわせたすべての原稿を読んで、私は、「恋愛、結婚、出産、子育て」というテーマは、要は「家族の軌跡」あるいは「家族の物語」でもあるということに気がつきました。それで、本書のサブタイトルにもそうつけさせていただきました。

もちろん。すべての皆さんが手放しで幸福な結末というわけではありません。何組かの原稿にあったように子どもはつくらないとか、離婚に至るとか、あるいは遺伝の問題を抱える家族もいます。ほんとうに、いろいろな家族の形態や歴史があります。

そういうことすべてを含めて、家族という定義において、若年性パーキンソン病のお母さん・妻がいる家族であっても、普通の健常者のお母さんのいる家族であっても、両者はなんら変わることはないと私は感じました。病気であっても、健常者であっても、母という存在を中心に家庭は成り立ち、家族は深い愛情で結ばれています。いや、もしかしたら「家族の絆」ということを考えると、病気のある母親のいる家庭のほうがそうでない家庭よりもむしろ「より強い絆」で結ばれているのかもしれません。すべての原稿の編集を終えて、私は強くそれを感じました。

この14年間、今回ご協力いただいた人のみならず、本当に多くの患者さんたちのお世話になりました。ありがとうございました。

そしてまた、現在は対症療法しかないこの病気ですが、何人かの方が文中で触れているように、いつか遠くないうちにiPS細胞などを利用して病気の完治が望める日が来ることを祈らずにはおれません。いつの日か、パーキンソン病が「難病」ではなくなる日が来るまで、皆さんには引き続き前向きな姿勢を失うことなく過ごしていってほしいと思います。

〈附〉
本書の内容には、国からの以下の科学研究補助金による研究成果の一部を含んでおります。
秋山智：神経難病患者の発病から退職に至るまでの就業中の経験に関する質的研究，平成16～18年度科学研究補助金（基盤研究C）
秋山智：若年性神経難病患者の〝社会との接点〟と〝SEIQoL-DW〟との関連に関する研究，平成19～22年度科学研究補助金（基盤研究C）
秋山智：SEIQoL-DWによる経時的変化を用いた若年性神経難病患者のQOLに関する研究，平成23～27年度科学研究補助金（基盤研究C）

おわりに

本書を最後まで読んでくださった読者の皆さんに、心より感謝申し上げます。患者・ご家族の皆さんには、これを機に、また新たな一歩を踏み出していただけることを希望いたします。また、看護・医療職の皆様には、今後、患者さんにとってよりよい療養環境をつくり上げていっていただけることを切にお願いいたします。

そして、本書を作成するにあたり、ご寄稿いただいた患者さん並びにご家族の皆様に心より感謝申し上げます。

また、「げんきなこ」さんご夫妻、及びお仲間のイラストレーターの皆さんには、快く挿入のページを作成いただきました。とかく堅くなりがちな文字ばかりの本書の中で、ふっと心安らぐ詩とイラストを作成していただき、ありがとうございました。

本書は決してベストセラーを狙うようなものではありませんが、社会的な意義は非常に高いものと信じております。その趣旨を汲み取り、幾多のアドバイスをいただくと共にこのような立派な書籍にしてくださったあっぷる出版の渡辺弘一郎氏に、心より感謝申し上げます。

〈参考図書〉
秋山智『若年性パーキンソン病を生きる：ふるえても、すくんでも、それでも前へ！』長崎出版　2011
秋吉真実（舟波真美）『あしたへの歌』長崎出版　2008
阿刀田俊子・岡田芳子・北村朋子『オン・オフのある暮らし』アルタ出版　2010
岡田行美『頑張らないで』新風舎　2001
久保田容子『今を精一杯生きていたい』文芸社　2010
藤木五月『ガラスの向こう側』自費出版　2006

＊私の前著『若年性パーキンソン病を生きる　ふるえても、すくんでも、それでも前へ！』ですが、出版元の倒産により、現在この本を書店で買い求めることはできません。お読みになりたい方は、私の手元に若干の在庫がございますので、ご連絡ください。

〒737-0112　広島県呉市広古新開5-1-1　広島国際大学看護学部
TEL　0823-73-8392（直通）
e-mail s-akiyam@ns.hirokoku-u.ac.jp
秋山　智（あきやまさとる）

編著者：秋山智（あきやま さとる）

【主な職歴】

国立精神・神経センター国府台病院看護師

愛媛大学医学部看護学科助教授、

産業医科大学産業保健学部教授、等を歴任

現在、広島国際大学看護学部教授

【資格・学位等】

看護師、難病看護師（学会認定）

介護支援専門員

博士（教育学・青山学院大学）

日本難病看護学会理事、他

2005年9月（福岡）

第10回日本難病看護学会学術集会 会長

2014年8月（広島）

第19回日本難病看護学会学術集会 会長

2019年6月（京都）

5th World Parkinson Congress(WPC) 第5回世界パーキンソン病学会

Local organizing committee　国内組織委員会（看護部門担当）

難病患者の恋愛・結婚・出産・子育て

若年性パーキンソン病を生きる患者と家族の物語

2017年3月10日　初版第1刷発行

編著者　秋山智

発行者　渡辺弘一郎

発行所　株式会社あっぷる出版社

〒101－0064 東京都千代田区猿楽町2－5－2

TEL 03－3294－3780　FAX 03－3294－3784

http://applepublishing.co.jp/

装　幀　犬塚勝一

組　版　Katzen House　西田久美

印　刷　モリモト印刷